Dados Internacionais de Catalogação na Publicação (CIP)
(Câmara Brasileira do Livro, SP, Brasil)

Cipullo, Marcos Alberto Taddeo
  Falando do corpo — o papel do verbo na bioenergética / Marcos Alberto Taddeo Cipullo. — São Paulo : Summus, 2000.

Bibliografia.
ISBN 85-323-0723-X

1. Bioenergética 2. Lowen, Alexander, 1910- 3. Mente e corpo – Terapias 4. Psicoterapia bioenergética 5. Reich, Wilhelm, 1897-1957 I. Título.

00-3416   CDD-616.8914

Índice para catálogo sistemático:

1. Psicoterapia bioenergética   616.8914

Marcos A. T. Cipullo

FALANDO DO CORPO...
o papel do verbo na bioenergética

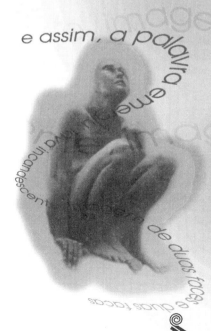

summus editorial

FALANDO DO CORPO
O papel do verbo na bioenergética
Copyright © 2000 by Marcos Alberto Taddeo Cipullo

Capa:
Tereza Yamashita

Editoração:
Acqua Estúdio Gráfico

Proibida a reprodução total ou parcial
deste livro, por qualquer meio e sistema,
sem o prévio consentimento da Editora.

Direitos desta edição
reservados por
SUMMUS EDITORIAL LTDA.
Rua Itapicuru, 613 – cj. 72
05006-000 — São Paulo, SP
Tel.: (011) 3872-3322 – Fax: (011) 3872-7476
http://www.summus.com.br
e-mail: summus@summus.com.br

Impresso no Brasil

À memória de Reich e à presença flamejante de Lowen, meus mestres.

A Amanda.

A todos os que, direta ou indiretamente, contribuíram para a realização deste trabalho.

Ao *Instituto Internacional de Análise Bioenergética* pela colaboração científica.

À *profa. dra. Marília Ancona-Lopez*, que soube orientar-me com mente e coração abertos.

À *profa. dra. Denise Ramos*, dona *Alexandrina Lucas Santana Carvalho*, *Ângela Maria Santana Carvalho* e *Cláudio Mello Wagner* pelo indispensável apoio.

Aos colegas professores do Departamento de Psicoterapia Reichiana do *Instituto Sedes Sapientiae* pelos preciosos momentos de reflexão.

Ao *prof. dr. Paulo Albertini*, pelo encorajamento para a publicação deste livro.

A meus pacientes e alunos, com os quais aprendo diariamente.

Índice

Apresentação	11
Prefácio	13
Introdução	17
1. O Caminho	23
1. Norteadores das análises	23
2. Do verso à prosa poética	25
2. Estudo de Caso	27
1. Giovana, 24 anos	28
3. Os Lugares da Palavra na Bioenergética	47
1. O corpo em terapia	47
2. Amor e orgasmo	52
3. O corpo traído	63
4. Prazer	70
5. O corpo em depressão	72
6. Bioenergética	81
7. Exercícios de bioenergética	90
8. Medo da vida	97

9. Narcisismo 107
10. Amor, sexo e seu coração 115
11. A espiritualidade do corpo 125
12. El Gozo 146

4. Discussão Final 161
   1. Afinal, qual é o caráter da bioenergética? 161
   2. Em outras palavras, a palavra... 175
   3. Giovana, 24 anos (e alguns outros depois) 183

Referências bibliográficas 185

Apresentação

Orientando, há muitos anos, dissertações e teses em Psicologia Clínica, vejo-me tentada, alguma vezes, a parafrasear um amigo que dizia: *Nenhuma novidade; os pecados são sempre os mesmos*. De fato, poderia dizer que as dificuldades que os orientandos apresentam no desenvolvimento dos seus trabalhos científicos são sempre iguais, o que pode tornar a atividade de orientação algo rotineiro para quem a realiza. Para escapar da repetição, é preciso individualizar o trabalho ao máximo e abrir-se para o aluno, deixando-se tocar pelas suas especificidades e diferenças. Descortinam-se, então, ricas possibilidades de trocas, descobertas e mudanças mútuas. Foi assim com Marcos Cipullo.

No início do trabalho com Marcos, tinha diante de mim um candidato à orientação semelhante a muitos outros. Ele sustentava aquele ar ligeiramente satisfeito, de quem terminou de ser aprovado em um processo de seleção para um programa conceituado, disputando sua vaga com muitos candidatos. No domínio da Psicologia, ele seguia as abordagens corporais e preocupava-se, particularmente, com a prática clínica. Discordava, no entanto, das técnicas predominantes nessa área. Em sua trajetória como terapeuta corporal, tinha observado que as dificuldades de seus pacientes, refletidas no corpo, podiam ser trabalhadas verbalmente, provocando alterações no próprio corpo. Em função disso, vinha abandonando pouco a pouco o uso clínico de exercícios

11

corporais característicos das abordagens reichianas e neo-reichianas, privilegiando as intervenções verbais, embora continuasse a compreender os pacientes e o processo terapêutico a partir de um ponto de vista corporal. Esse caminho deixava-lhe uma dúvida que o atingia fundo: ele poderia, ainda, considerar-se um terapeuta reichiano?

O tema, sem dúvida, cabia no Núcleo de Práticas Clínicas do Programa de Estudos Pós-Graduados em Psicologia Clínica da PUC-SP, que pretende pesquisar e discutir as interações entre as teorias psicológicas e as atividades clínicas, questionando as teorias a partir da experiência clínica e de seus atravessamentos. Marcos apresentava suas idéias de forma predominantemente opinativa, em textos repletos de frases poéticas e floreios lingüísticos. A maior parte dos conhecimentos clássicos das abordagens corporais era de pressupostos não explicitados, discutidos, sem ser apresentada. Conseqüentemente, no trabalho de orientação de sua dissertação de mestrado, investi de forma clara e exigente e pedi a Marcos, em primeiro lugar, uma investigação teórica aprofundada e completa do lugar que as intervenções verbais ocupavam na obra de Lowen. Ele deveria ler toda a obra desse autor à luz de seu interesse e apresentá-la analisando o reflexo das colocações de Lowen no assunto que lhe interessava.

Marcos respondeu prontamente. Desempenhou a tarefa, que considerava preparatória para o desenvolvimento da dissertação, com seriedade e competência. Analisou livro a livro a obra de Lowen, e as suas observações, leituras e críticas foram tecendo uma forte argumentação que solidificou e deu corpo às suas propostas clínicas.

Esta pôde, então, ser introduzida no texto e o seu desenho foi tomando forma no decorrer das próprias análises e discussões. Ao finalizar o estudo, que se propunha a ser preliminar, para nossa surpresa, sua dissertação já estava pronta.

Nesse trajeto, conheci outros aspectos de Marcos, além de sua inteligência e produtividade: seu talento musical, domínio da linguagem oral, escrita e poética e sua capacidade didática. De tal modo que, hoje, poderia reformular a frase de meu amigo: talvez as dificuldades sejam sempre as mesmas, mas as qualidades, certamente, são diferentes.

Profa. dra. *Marília Ancona-Lopez*
Vice-reitora de pesquisa e pós-graduação da UNIP,
professora do Núcleo de Práticas Clínicas do
Programa de Estudos Pós-Graduados em Psicologia Clínica da PUC-SP

Prefácio

A BIOENERGÉTICA NO DIVÃ

Dentre as chamadas psicoterapias de abordagem corporal de alguma forma vinculadas às idéias pioneiras do analista austríaco Wilhelm Reich, a bioenergética, criada e desenvolvida pelo norte-americano Alexander Lowen, é, sem dúvida, a mais conhecida e a que alcançou a melhor organização em termos institucionais.

Os livros de Lowen, escritos em linguagem acessível e didática, no que diz respeito ao Brasil, têm recebido boas traduções e vêm sendo editados com certa regularidade. Esses fatores talvez possam ajudar a explicar a considerável penetração da bioenergética no campo das práticas clínicas psicológicas em nosso meio. No entanto, assim como acontece com o pensamento reichiano, apesar da evidente inserção social, não é comum a elaboração de trabalhos científicos destinados a focalizar as produções teóricas desses autores.

Este livro, produto da dissertação de mestrado de Marcos Taddeo Cipullo, é, felizmente, mais uma exceção a essa regra e atesta a crescente produção acadêmica destinada a discutir essa área do conhecimento. Em linguagem fluente e, por vezes, poética, o autor vai tocando com uma fina e fértil rebeldia diversos postulados contidos nos escritos de Lowen. Sua proposta central é cristalina: recortar e discutir o papel da fala na bioenergética.

Bela idéia! Investigar o lugar da fala numa terapia hipoteticamente mais associada à leitura corporal e a proposição de atividades físicas baseadas nesta leitura.

Cabe lembrar que Lowen, pelo menos em algum grau, também faz parte da tradição psicanalítica por meio de sua vinculação ao trabalho de Reich – um analista que participou oficialmente, por mais de uma década, do movimento freudiano. Assim, por vários motivos, pode-se dizer que o tema abordado no livro é palpitante.

Com relação ao trabalho de pesquisa efetuado, doze livros de Lowen sobre bioenergética são discutidos, um de cada vez, do mais antigo para o mais recente, de acordo com a data de publicação original do material.

Após essas observações iniciais, entrando agora um pouco mais no rendimento teórico do texto, não é demais afirmar que, para o leitor interessado nesse campo, diversos pontos do trabalho de Marcos Cipullo chamam a atenção. De forma abreviada, vou procurar circunscrever alguns deles.

De início, sem antecipar demasiadamente o conteúdo do livro, pode-se afirmar que a pergunta sobre o papel da fala na bioenergética está centrada numa preocupação maior com a capacidade simbólica do homem. Ou seja: teria a abordagem de Lowen, ao privilegiar a intervenção corporal, se distanciado exageradamente dessa capacidade humana?

De outro ângulo: qual a concepção dessa intervenção corporal? Ela é um meio de levantar material para a análise, o que justificaria a denominação de *análise bioenergética*? Ou ela implica um ato terapêutico em si, sem necessidade de elaboração psíquica? Haveria, ainda, a possibilidade da ocorrência das duas propostas? Se sim, em que medida e de acordo com qual embasamento teórico?

É essa a discussão de fundo do texto. Se houve na bioenergética um caminho da fala para o corpo, na terminologia de Lowen, da mente para o corpo, este livro sugere a necessidade de que seja trilhado o percurso inverso: do corpo para a fala. Dessa forma, a perspectiva do autor é de aproximação com as idéias de Reich, do período da *análise do caráter*, e, por conseqüência, do referencial psicanalítico. Sabe-se que para o enfoque clínico psicanalítico, batizado por sua primeira paciente como um processo que promove a "cura pela fala", a elaboração psíquica dos desejos recalcados – obtida por meio da capacidade simbólica humana – é essencial. Trata-se, na verdade, da única forma que o homem possui para tentar dominar suas paixões e, em última instância, ampliar sua consciência.

Um outro aspecto largamente discutido no livro diz respeito a uma certa visão – presente em Lowen e, também, em boa parte da obra reichiana – que concebe o homem como um ser basicamente saudável, quando em contato com sua auto-regulação organísmica. Segundo essa noção o mal vem de fora, fundamentalmente das condições sociais patogênicas. Além do intenso reducionismo biológico e da discutível hipótese de um homem *a priori*, não construído na cultura, tal concepção pode acarretar uma busca insana em direção a esse ser primário, espontâneo, simples, natural... e um perigoso distanciamento do respeito ao enigma complexo que cada ser humano representa. Nas palavras do autor, tal perspectiva pode gerar uma ditadura da saúde!

Saindo um pouco do árduo campo conceitual, gostaria de chamar a atenção do leitor para um exercício interessante que a exposição dos livros de bioenergética em ordem cronológica de publicação permite fazer. Qual seja, é possível ir tentando aproximar o conteúdo de determinado livro com as características centrais da época de seu aparecimento. Esse jogo lúdico de ligação entre livro e período histórico é auxiliado pelos dados que o autor vai inserindo no texto a respeito dos principais acontecimentos socioculturais verificados nas últimas décadas. Assim, nota-se, por exemplo, que a publicação dedicada ao assunto narcisismo foi editada em 1983; desnecessário dizer que em plena época de crescente individualismo e culto ao corpo, após um período marcado por lutas visando a transformações sociais. A partir desse tipo de aproximação, percebe-se a presença de um autor sintonizado com a dinâmica social e que vai procurando abordar e dar respostas aos problemas que cada época cultural suscita.

É necessário, ainda, lembrar que a dissertação de Marcos Cipullo analisa os textos de Lowen e não uma suposta prática clínica atual da bioenergética. Essa distinção deve ser feita porque em nosso meio social muitos profissionais vinculados a essa corrente há muito tempo incorporaram em seus cuidados psicoterapêuticos uma orientação analítica. Pode-se sustentar que tal orientação vai muito além da simples busca de catarses emocionais mesclada à confiança messiânica nos processos auto-regulatórios do organismo.

Por fim, gostaria de registrar algumas perguntas que, suponho, o tempo vai ajudar a responder. Para onde vai a abordagem bioenergética em termos conceituais? Ela vai acabar incorporando, de forma visceral, a fala ao seu fantástico arsenal de técnicas terapêuticas? Ou ela vai considerar que as palavras são produtos da "mente", algo mais superficial e, portanto, não tão importante? Por outro lado, ela vai continuar supondo a possibilidade da existência de um homem hipoteticamente saudável? Ou ela vai passar a entender que o ser humano é, em si, um problema? Vamos aguardar... só o tempo poderá responder.

Paulo Albertini
Prof. dr. do Instituto de Psicologia da
Universidade de São Paulo

Introdução

A bioenergética, desde o seu surgimento, na década de 50, é tida por muitos como a abordagem neo-reichiana que mais fiel permaneceu aos preceitos reichianos; mas, entre os estudiosos, tal afirmação é ainda polêmica. Para uns, Lowen é sucessor de Reich; para outros, não; apenas apoiou-se em algumas premissas vegetoterápicas para criar uma abordagem superficial que pouco guarda da combatividade sociocultural e política reichiana.

Polêmicas à parte, nota-se que, nos livros, Lowen parece um "cavaleiro vingador",[1] lutando bravamente contra as neuroses, cruéis vilãs. A raiz dessa postura "guerreira" advém realmente de Reich e de sua concepção do ser humano como alguém capaz de se livrar da condição psicopatológica. Para Reich, em oposição às afirmações pessimistas da psicanálise,[2] é possível evitar as doenças afetivas; por isso ele as encara como "vilãs". A tentativa de um terapeuta de orientação reichiana é quase sempre "arrancar o câncer neurótico das entranhas do paciente". Trata-se de um modelo médico de compreensão psíquica, no qual a neurose é uma condição exógena ao ser humano, podendo, portanto, ser evitada. Lowen adota esse pressuposto, já que prega, *grosso modo*, que os caracteres são adquiridos em uma espécie de "contágio sociocultural". (O próprio Reich afirmava categoricamente que cada sociedade cria os tipos caracterológicos necessários à sua sobrevivência.)

Uma diferença marcante entre Reich e Lowen é que o primeiro sempre se preocupou com a profilaxia da neurose, concentrando seus esforços na criação de programas institucionais de atuação, como por exemplo a Associação para uma Política Sexual Proletária – Sexpol, em 1931.[3] Já a realidade apresentada por Lowen em suas obras é eminentemente vinculada ao contexto clínico-padrão, ao *setting* instituído das psicoterapias[4] "de consultório", o que marca algumas limitações de sua abordagem quando tentamos transpô-la para outras instâncias.

Para Lapassade,[5] Reich foi um revolucionário. Se pensarmos no termo "revolução" como tentativa de se chegar às raízes dos determinantes socioeconômicos, políticos e culturais das doenças afetivas (assim como pregam as consígnias reichianas),[6] a ação corporal em psicoterapia é, em si, revolucionária. O terapeuta corporal, pelo menos teoricamente, trabalha sobre o corpo escravizado pelos estatutos da ordem social vigente. Libertar o corpo é libertar a energia humana, é romper os grilhões musculares que representam os agentes repressivos externos. Segundo Lapassade, estudioso da energética institucional, tal prerrogativa reichiana se perdeu em Lowen, considerado pelo autor um "pensador de direita". Acrescenta que, se por um lado a bioenergética teve o mérito de carregar a bandeira reichiana e manter viva a chama da corporalidade na psicoterapia, por outro, acabou empobrecendo a vertente político-econômica, marca característica do pensamento de Reich (como ele mesmo se denominava), um "marxiano". Nesse sentido, parece que a restrição da bioenergética quase que exclusivamente aos consultórios é um resultado até esperado.

Lapassade adverte que a libertação do corpo e de sua energia é importante mas não suficiente para mudanças sociais mais significativas. As estruturas sociais são complexas e, para que se transformem, é necessária a compreensão socioanalítica (não somente a psicológica) das engrenagens que as movem. Reich conhecia os determinantes históricos das transformações sociais, muito mais amplas, aliás, do que a estreita dimensão da sala bem aparelhada do bioenergeticista. O pensamento reichiano é calcado na análise filosófica e sociológica das transformações da sociedade, coisa que talvez tenha sido sacrificada na bioenergética em nome do pragmatismo americano que, ao aprimorar a técnica do fazer psicoterápico, restringiu-o, colocou-o em uma estufa esterilizada.

Adentrar nas instituições exige, por parte do psicoterapeuta, uma percepção de todo integrada, de relações que transcendem a díade paciente-terapeuta. Na prática, constatamos que, infelizmente, os bioenergeticistas não são treinados e formados no sentido de atuarem fora do enquadre-padrão.

A psicanálise, por mais criticada que seja nas obras lowenianas, possui o mérito de já ter, há muito tempo, saído da estreiteza do divã para enfrentar as realidades institucionais – haja vista as inúmeras propostas existentes de psicoterapia breve de base analítica, ferramenta extremamente eficiente para a intervenção psicológica institucional.[7] A bioenergética, pelo contrário, pouco participa de instituições e, talvez, nem esteja ainda preparada para fazê-lo.

Falemos de um âmbito específico de inserção "extraconsultório": o trabalho do psicólogo em hospitais. Camon[8] coloca que há uma diferença fundamental entre a psicoterapia e o que denomina psicologia hospitalar. Os principais objetivos da primeira são, segundo o autor, levar o paciente ao autoconhecimento e erradicar seus sintomas. A pessoa que busca ajuda de um psicoterapeuta o faz, geralmente, por livre e espontânea vontade, pois percebe que necessita de auxílio – o que, por si só, já é um primeiro passo rumo à cura. No consultório, também, o *setting* deve ser mantido o mais estável possível, evitando-se ao máximo mudanças no horário e no local em que serão realizadas as sessões para que estímulos externos não venham a prejudicar o processo terapêutico.

A psicologia hospitalar, adverte Camon, tem como principais objetivos: minimizar o sofrimento do indivíduo internado (bem como de seus familiares) e humanizar as relações entre os membros da equipe multiprofissional, mediando-as. Não há, no trabalho hospitalar, um *setting* definido: as sessões podem ocorrer nos mais variados horários e locais. Além disso, o psicólogo *vai* até o leito do paciente, não o espera vir a seu encontro. Para que se atue em um hospital é necessário, conseqüentemente, a adaptação do instrumental "psi". Não se aborda o paciente hospitalizado da mesma maneira que se abordaria o paciente de consultório, isto é, visando-se instalar a neurose de transferência e a regressão analítica ou efetuando-se, ainda, grandes visitas arqueológicas ao seu passado.

É fácil constatar, partindo das diferenças estabelecidas, que há inúmeros obstáculos para o terapeuta bioenergético dentro dos hospitais. Debilidades orgânicas do paciente, espaço físico disponível inadequado para intervenções corporais em grupo, entre outros fatores, podem inviabilizar a inserção dessa abordagem fora de seu contexto de origem. Não que seja completamente impossível tal trabalho nas instituições; só é mais difícil ser consolidado e poderia requerer, por parte do interessado, grande flexibilidade e capacidade de adaptação. Caso contrário, ele poderia acabar cindindo-se em dois personagens: o "dr. bioenergética" e o "psicólogo hospitalar", que realiza um trabalho "menor", "meramente" paliativo.

Impossibilitado, na maioria das vezes, de utilizar a pirotecnia dos exercícios lowenianos, restaria ao bioenergeticista confiar na sua capacidade de ler o corpo e atuar verbalmente quando a *performance* corporal direta não fosse viável. Atuar bioenergeticamente em uma instituição hospitalar sem toda a parafernália de *stools*, camas elásticas e bastões de bambu lhe traria, muito provavelmente, um questionamento: "Será que *realmente* necessito de tantos objetos – fetiches? – entre mim e o outro que sofre?".

A clientela hospitalar tem demandas prementes e objetivas. Além do sofrimento físico, lida-se, no hospital, com ocorrências reais e palpáveis de dor inscrita no corpo. Obviamente, é muito mais "produtivo", do ponto de vista bioenergético, atender no consultório do que no hospital: o terapeuta, em seu hábitat natural, utiliza-se à vontade de seus conhecimentos técnicos, podendo realizar divagações sobre a origem psicossomática ou conversiva de determinados sintomas físicos apresentados por sua clientela. Já os pacientes hospitalizados estão, por outro lado, muito distantes do ideal loweniano de "bons pacientes"; não irão comportar-se "de acordo com as regras" e com os passos do "manual", nem as sessões serão "perfeitas". É sabido que muito se espera do terapeuta que atue nessa abordagem: há sempre a intervenção ideal e o exercício ideal a serem realizados no momento ideal; caso contrário, o procedimento terapêutico foi incompleto ou errado. Nota-se que a bioenergética, por primar pela técnica, pode levar os incautos à tirania do "deve ser assim". Se o diagnóstico caractero-analítico é, na clínica, uma luz tão radiante que chega a acenar como o farol em meio à neblina, também cria miragens mesmo aos mais experientes "marinheiros", fazendo-os naufragar na idealização do processo e do cliente perfeitos.

O fato de a bioenergética ser uma das abordagens psicológicas que se posicionam entre as terapêuticas do corpo e da alma acaba sendo mais um fator para dificultar sua inserção institucional. Lowen, quando fala da libertação da couraça cardíaca, chega a traçar certas diferenças entre ataque cardíaco concreto e simbólico;[9] contudo, sua formação é médica. Pelo menos no Brasil, grande parte dos bioenergeticistas não é de médicos, mas, sim, de psicólogos. Como diferenciar, então, os sintomas de um estrebucho catártico dos de um enfarte *real*? Nunca devemos nos atrever a duvidar da realidade fisiológica de um sintoma relatado pelo paciente. Há uma tênue linha que separa a fala bioenergética da fala sintomatológica médica. Os exercícios bioenergéticos levam, com freqüência, a manifestações somáticas diversas, facilmente confundidas com distúrbios fisiológicos que exijam intervenção médica. E vice-versa também, o que pode vir a ser ainda mais perigoso, principalmente no hospital, lugar em que o limite entre a dor psíquica e a concreta (medicamente compreendida) é ainda mais difícil de precisar.

A teoria bioenergética está fortemente alicerçada na personalidade de Lowen e carrega certa marca dogmática de seu criador. Por isso, apesar de sua incontestável eficácia clínica, há sempre a possibilidade de que os terapeutas a ela aderidos caiam em posturas rígidas e totalitárias caso adotem sem ponderação a fala do autor. O perigo está justamente na eficácia, pois, por intermédio dessas poderosas técnicas, o sujeito que sofre pode ser ajudado a se encontrar consigo próprio; ou pode submeter-se aos ditames do que seja ou não saudável e normal. Tal deformação, passível de ocorrer em qualquer abordagem, aqui tem características bem específicas: a terapia se transforma em mera ginástica para a formatação de corpos mais "adequados" aos novos tempos da "geração saúde".

Não é nossa intenção simplesmente questionar ou mesmo tentar invalidar as idéias de Lowen. Este trabalho tem o objetivo de analisar o lugar ocupado pela palavra nas obras do autor com a finalidade de discutir possibilidades verbais na clínica de abordagem corporal. Para tanto, será apresentado inicialmente um estudo de caso em forma de poema. Da paciente Giovana utilizaremos apenas alguns elementos para facilitar a compreensão de nossa proposta.[10] Por meio das metáforas sublinhadas no caso-poema, buscaremos demonstrar que o corpo pode ser tocado pelo verbo e, mais ainda, que a psicoterapia pode ser entendida como um fazer artístico, irreproduzível. Os versos aludem a estados corporais e existenciais da paciente que perderiam grande parte de seu apelo e profundidade se fossem analisados por uma ótica simplesmente técnica.

Em seguida, procederemos à análise das principais obras de Lowen, buscando suas considerações verbais acerca da palavra e do trabalho. O pensamento do autor é circular e repetitivo, chegando, em alguns momentos, à beira do dogmatismo. Seguiremos tal circularidade para, por meio da reflexão, transformá-la em espiralidade: sempre que voltarmos a mencionar um aspecto anteriormente citado, procuraremos aprofundá-lo, "subindo uma oitava", como se diz em linguagem musical.

O leitor poderá notar ainda que o texto é norteado por uma espécie de *fenomenologia orgânica*. Cada análise de obra é, em si mesma, um organismo autônomo, mas intrinsecamente ligado ao todo. O lugar da palavra na bioenergética será assim revelado: ora estaremos mais próximos de Lowen, ora mais distantes, circundando algumas das principais premissas bioenergéticas. Esse movimento de aproximação e distanciamento já traz em seu cerne uma premissa corporal fundamental: a pulsação, fenômeno vital constituinte de tudo o que é vivo. Consideremos este livro, então, um ser vivo, matizado por humores, crenças e descrenças em relação a seu objetivo principal. É justamente isso que pode dar-lhe o sopro da vida. Como realizá-lo de outra forma?...

Notas

1. Um exemplo clássico dessa visão de homem pode ser encontrado em Reich, W. (1936). *A revolução sexual*. 2ª ed., Rio de Janeiro, Zahar, 1981.

2. Veja S., Freud. (1930 [1929]). O mal-estar da civilização. *In*: Sigmund Freud. *Obras Completas*. Edição Standard Brasileira, Rio de Janeiro, Imago, 1980, vol. XXI.

3. Para maiores detalhes, veja R., Dadoun. *Cem flores para W. Reich*. São Paulo, Moraes, 1991.

4. G., Lapassade. (1978). *La bio-energia – ensayos sobre la obra de W. Reich*. 5ª ed. Espanha/México, Gedisa, 1983. O autor parece estruturar, na obra, possibilidades de uma "ótica bioenergética-social" que poderia abrir interessante questionamento sobre a inserção da teoria loweniana em contextos institucionais.

5. G., Lapassade. *La bio-energia – ensayos sobre la obra de W. Reich*, *op. cit.*

6. W., Reich. *A revolução sexual*, *op. cit.*

7. Entre tantos autores que falam da psicoterapia breve, cito Knobel, M. (*Psicoterapia breve*. 2ª ed., São Paulo, EPU, 1986), observando que qualquer abordagem psicoterápica pode ser devidamente adaptada para esse fim.

8. V. A., Angerami-Camon. (org.) O psicólogo no hospital. *In*: *Psicologia hospitalar: teoria e prática*. São Paulo, Pioneira, 1994.

9. A., Lowen. *Amor, sexo e seu coração*. São Paulo, Summus, 1990.

10. O verdadeiro nome da paciente, bem como quaisquer outros dados que pudessem identificá-la, foram alterados para resguardar o sigilo ético.

O caminho

1. NORTEADORES DAS ANÁLISES

Para facilitar o entendimento das análises das obras lowenianas, foram desenhados três grandes tópicos, que se fixaram como norteadores de leitura. São eles:

1. *As limitações da abordagem verbal*: Incluem todas as considerações lowenianas sobre a insuficiência do trabalho unicamente verbal no tratamento das neuroses. O autor, no decorrer das obras, faz críticas à psicanálise, grande representante da *talking cure*. Foi ainda utilizado outro conceito no que concerne à palavra. Veremos que, para Lowen, há uma *palavra cheia*[1] e outra *vazia*. A primeira é a advinda da experiência corporal, portanto, verdadeira, organicamente validada. A segunda é a fala racionalizada, alheia às demandas corporais. É vista pelo autor como dissimulação, *palavra mentirosa*, mero discurso egóico.

2. *A fala na bioenergética*: Incluem-se aqui todas as citações do autor referentes à utilização da fala na bioenergética que, entre outras maneiras, ocorre por meio de:

a) *Interpretações bioenergéticas*: Consiste em interpretar verbalmente as relações psicodinâmicas concernentes ao corpo e

23

à personalidade, bem como a própria harmonia ou desarmonia corporal (devido às couraças musculares), que criam o caráter. Foram incluídas nesse ponto todas as referências dos estudos de caso em que o corpo é literalmente interpretado, decodificado como se procede com o discurso verbal.

b) *Discurso e exercícios bioenergéticos*: Lowen demonstra em seus livros como a palavra é utilizada nos exercícios bioenergéticos para dar-lhes maior "poder de fogo" e significado ao paciente. Há momentos, também, em que o exercício pode surgir de uma corporificação da fala do sujeito. Inúmeros exemplos são dados pelo autor nos estudos de caso. A essa utilização da palavra, daremos o nome de *grito de guerra*.

c) *A palavra como mote*: O discurso verbal geralmente inspira o terapeuta, levando-o ao fazer corporal. Nesse sentido, a palavra torna-se tema e é inscrita na corporalidade por meio dos exercícios.

d) *Corpações conceituais*: Por se tratar de uma teoria de abordagem corporal, a bioenergética procura apropriar-se de conceitos *psi* (usualmente compreendidos em instância mental), e *corpá-los*, ou melhor, abordá-los corporalmente.

e) *Corpações da queixa*: Na bioenergética é possível notar como a demanda que traz o paciente ao consultório também é transformada em carne, buscando-se seus correlatos na musculatura cronicamente tensionada.

f) *A fala implícita*: A corporalidade leva o terapeuta a captar um discurso implícito por trás de tudo aquilo que é dito pelo paciente – atenção para esse detalhe: não se pode afirmar que aquilo que o terapeuta capta é realmente *captado* ou simplesmente *deduzido* a partir dos pressupostos teóricos caractero-analíticos. O fato é que a leitura corporal visa à transcendência da palavra dita, instituindo um outro discurso que até pode, num segundo momento, ser decodificado via signos lingüísticos. Cada tipo caracterológico apresenta uma "emblemática existencial", uma *fala implícita* ditada pelas amarras do corpo.

g) *Da fala ao corpo/do corpo à fala*: Poderemos deduzir, a partir das considerações de Lowen, que palavra e corpo constituem-se em uma via de mão dupla. Enfatizaremos constantemente esse ponto, pois ele poderá fornecer os subsídios necessários para que se possa fazer o caminho inverso, ou seja, ir *do corpo à fala*, trabalhando-se corporalmente orientado sem necessariamente utilizar técnicas (ou exercícios) corporais.

h) *Metáforas corporais*: Esse termo abrange todas as alusões às "existencialidades" do sujeito, percebidas a partir da leitura caracterológica, na qual o corpo encouraçado determina (por assim dizer) formas de ser no mundo.

i) *A palavra de prescrição*: Refere-se às recomendações dadas por Lowen a seus pacientes para que pratiquem em casa os exercícios bioenergéticos. Além disso, o autor sugere-lhes – em raros momentos, é verdade – mudanças de atitudes e comportamentos. Esse tipo de fala é prescritivo porque se assemelha ao modelo médico de receitar.

3. *Síntese entre fala e corpo*: Em diversos momentos, Lowen acentua o caráter *holístico* da bioenergética, na sua preocupação tanto com a atuação psicanalítica (verbal, que inclui a análise transferencial e a interpretação de sonhos), quanto com a utilização de exercícios.

2. DO VERSO À PROSA POÉTICA

Na discussão final, retomaremos os eixos que nortearam as leituras, considerando-os à luz das análises tecidas no decorrer do livro, bem como apontando e avaliando os efeitos dessas reflexões na compreensão do caso de Giovana. Encerraremos com outro poema, dessa vez, utilizando outro recurso, sugerido por um amigo, o tradutor e professor de português e espanhol – além de excelente poeta – Paulo Octaviano Terra: a *inversão de parágrafo* ou *parágrafo invertido*. Assim, o texto pode, mesmo estando mais próximo da prosa, manter também a essência poética. De certa maneira, isso também marca uma maneira de compreendermos o lugar da palavra no contexto clínico: nossos pacientes não falam por meio de versos, mas nós, os terapeutas, podemos imprimir certa poesia à fala de sofrimento que nos é confiada, desde que seja mantido seu fluxo de prosa, sua possibilidade de fluir como uma conversa a respeito da existência. "Um dedo de prosa" sobre a vida. Em essência, é isso o que fazemos. A fala de sofrimento traz em seu cerne a semente da poesia e é, potencialmente, *prosa* (ou fala) *poética* capaz de curar, ressignificando a vida do sujeito.

Finalizando, serão apresentados alguns apontamentos e questionamentos sobre a teoria loweniana não diretamente ligados aos lugares da palavra. É importante ressaltá-los por sintetizarem os alcances e limitações da abordagem bioenergética com as quais nos depararemos no caminho.

Nota

1. Esse conceito é expresso por C. Briganti, em *Corpo virtual*. São Paulo, Summus, 1987, referindo-se à palavra integrada, suportada somaticamente ou "corporalizada".

2 Estudo de caso

Giovana me procurou porque não conseguia amar, entregar-se aos homens. Arquiteta razoavelmente bem-sucedida, era incapaz de edificar o próprio afeto. Havia projetos que não saíam da prancheta. Desenhava um príncipe encantado em cada promessa de relacionamento. Desejava a distância. Consumia-se no fogo do próprio desejo. Extremamente emotiva, aparentava uma fragilidade meio intocável e o discurso repetitivo que seria sua marca registrada por muito tempo: "Os homens não me entendem. Não me consideram nem têm por mim qualquer afeto". Ninguém a amava, ninguém a queria. Era o que acreditava.

Italiana de nascimento, veio para o Brasil com cinco anos de idade. Seus pais, rudes trabalhadores do campo, vieram tentar a sorte. Essa rudeza se encontrava presente por trás do rosto infantil, que me lembrava uma boneca de porcelana cujos olhos azuis pareciam implorar algo ao mundo. Por trás dos traços delicados, a marca ancestral daquilo que endureceu e perdeu a ternura: família cristalizada em não-amor. Parecia que o coração familiar se havia entrincheirado para suportar as dificuldades de sobrevivência, a constante ameaça da fome.

Giovana se apresentava sempre participativa, com seu sofrimento "cortês" e bem formatado, como se fora passado a limpo para se apresentar a um professor exigente. Constantemente, dirigia-me frases que denotavam o quanto eu, um homem também, a desconsiderava ao colocar, de modo inadvertido, o dedo em feridas ainda cruentas. Exigia que eu a maternasse constantemente. Falava-me do quanto se sentia usada pelos namorados, que apenas queriam levá-la para a cama, deixando-a no dia seguinte preenchida pelo próprio vazio. Fazia-se mulher-de-uma-só-noite em troca de algum afeto.

1. GIOVANA, 24 ANOS

Um corpo-martelo,
pesado,
profundo como a queda da pedra no lago escuro
de cuja superfície emergiam anéis
de choque,
elos de memória incompreensível.

Gigantesca charada
chorada.
E como chorava essa menina-lágrima,
incapaz de afogar nelas
seu próprio sofrimento!...
Medo de escuro.
Medo de mim.
Eu, O Grande Incerto,
a promessa decantada de cura,
o homem-espantalho,
o qualquer-coisa,
o camaleão ambivalente;
ora espelho,
ora raiva,
ora indignação,
e, muitas vezes,
incompreensão.

Relação-laboratório.
Experimento de existir.
Buscava-me como se fosse minha
a fórmula perdida.
Como se fosse eu quem a tivesse perdido.

Expulsei-a do paraíso
com minha espada flamejante
que queimava, às vezes,
mais a mim do que a ela.

Um corpo-expectativa,
fazendo de nossa história
a contínua reticência,
como se lhe houvesse prometido
o pote de ouro ao final do arco-íris.

Trabalho de porões.
Comunicação de subterrâneos.
Pontes elevadiças entre dizer ser
e fazer ser.
Terreno movediço.
Pântano onde ficávamos ambos,
abestalhados,
aguardando que alguma flor nascesse.
Algumas realmente nasceram.

Um corpo-porta,
aberto ao novo
e a constantes visitas ao velho.
Surgiu, finalmente,
um convite para o baile.
E essa Cinderela convidou-os todos:
o pai-carrasco,
o pai-patrão,
o pai-pateta,
o pai-patético,
o pai-coração.

Se viveram felizes?
Se organizaram um time de futebol?
Se se tornaram crentes
ou descrentes?
Não sei. Ainda não aconteceu.

Um corpo presente,
trabalhado com carinho,
incrustado de verbos ressignificados,
reditos...
e dessa vez em presença de si mesma.
Devolvêmo-la a si mesma.
Eu e ela.
Em muitos momentos, mais ela do que eu.
As vísceras cantavam,
davam pistas,
mostravam o caminho.

Por fim, foi-se
para algum lugar
onde a vida pudesse ser sorvida
sem tanto horror,
onde Eros e Tânatos pudessem dialogar
e brincar
como velhos amigos,
filhos do mesmo pai.

Um corpo-dignidade,
cujas cicatrizes seriam vistas
como resultado de batalhas,
umas ganhas, outras perdidas.
Poder possibilidades.
E assim, a Palavra emergiu:
lava incandescente,
imagem de duas faces
e duas facas.
Assim ela nos sangrou...
eu, arqueólogo,
medicine man,
psicopoeta buscando o lume
dessas estrelas apagadas,
apegadas ao passado.
Fazê-las brilhar era minha tarefa.
Decifrá-las, o ofício, conseqüência de caminho
percorrido.

Fiz.
Fizemos.
Parimos.
Partimos.

Um corpo-martelo: Pequena, atarracada, como se houvesse sido achatada. Mulher de um metro e oitenta prensada em um metro e meio. Suas pernas eram roliças e bem torneadas. Os pés, quando algum exercício de bioenergética era-lhe solicitado, agarravam-se ao chão como que buscando enraizar-se. Em contraste, os braços pequenos, as mãos pequenas, a voz pequena e o peito pouco expansivo na respiração davam a impressão de existir duas dela; a mulher em corpo de criança, desenvolvida pela metade. Olhava-me como se eu fosse o adulto gigantesco a dar-lhe broncas ou ordens. Havia em seu rosto uma eterna expressão: "Sim, papai... o que o senhor quiser, papai". A pelve projetada para a frente parecia imóvel e, juntamente com as nádegas presas e "empurradas", dava-lhe um ar de "rabo-no-meio-das-pernas" e falta de vitalidade sexual. Sua boca era apertada e o pescoço duro, inflexível. O olhar-súplica e as sobrancelhas grossas transformavam-se subitamente de submissão para desconfiança cada vez que se sentia ameaçada ou solicitada a trabalhar corporalmente.

Tudo o que falava ou fazia era vivido com lamúrias e dificuldades. Tudo era um parto. O emprego era um peso. Conhecer um rapaz que a excitasse era tremendamente angustiante. Masturbar-se não era um ato prazeroso, mas sim a constatação de sua irremediável solidão e incompetência sexual.

Gigantesca charada: Um choro doído brotava-lhe sempre que tocávamos em qualquer coisa referente à sua vida emocional. Parecia dizer-me: "Não se aproxime. Sou feita de porcelana". Curioso o fato de ser considerada pelos familiares o "patinho feio" da casa. Desastrada, menininha inábil e delicada. E se eu fosse desastrado também? Será que poderia estilhaçá-la? Não. Eu percebia algo de extremamente forte e determinado refletido em sua testa e em seu nariz reto. Não poderia e nem deveria poupá-la de si própria. Era preciso resistir à vontade de protegê-la do "mundo cruel" no qual vivem os adultos. Já havia crueldade suficiente na rigidez afetiva e no medo que a aprisionavam, mas será que eu deveria ser cruel também?

A promessa decantada de cura: Uma patente idealização de minha figura "salvadora" me remetia à pobre relação afetiva vivida por Giovana com seu pai, homem contido em suas emoções, e que deve ter levado um grande susto quando a percebeu adolescente, carente de contato paterno. Giovana tinha o hábito de me pedir que, durante os trabalhos corporais, eu a tocasse, pegando-lhe a mão. No início, esse desejo não podia ser expresso de forma alguma; afinal de contas, ela estava diante de um homem.

Relação-laboratório: Por meio da percepção de sua postura corporal e de seu comportamento desajeitado, queixoso e "chorão", pude levantar a hipótese de estar diante de uma paciente cujo caráter parecia ser masoquista. Sua necessidade de acolhimento físico via toque, os lábios constritos e o peito subdesenvolvido levaram-me a considerar também a existência de fortes traços orais. De fato, era muito comum que chorasse como um bebê desmamado. A voz infantilizada também apontava para importantes tensões na região da garganta. As mãos pequenas eram quase uma metáfora da sua impossibilidade de "agarrar" a vida, os homens, o prazer; delegava aos outros a prerrogativa de sua satisfação.

No caráter masoquista se encontra a dificuldade de expressão da raiva e dos sentimentos amorosos; a espessa couraça muscular impede que venham à tona plenamente. É como se esse indivíduo, analmente fixado, precisasse submeter-se aos demais para conseguir aprovação. Sua vingança é queixar-se, manipulando a culpa dos que estão ao seu redor; puxa-os para o mesmo lamaçal em que se encontra, deixando-os impotentes, solapando qualquer tentativa de ajuda. Nada do que se lhes diga é eficaz. Há sempre um senão, um "mas" contra-argumentado para provar que não há solução possível para o sofrimento. No caso de Giovana, a circularidade da queixa era o exemplo mais claro desse tipo de comportamento: "Sofro porque não consigo aproximar-me dos homens. Sofro porque meu sofrimento faz com que se afastem". Meus esforços batiam em vão contra essa bem-estruturada muralha de lamúrias.

A bioenergética oferece algumas maneiras "clássicas" de trabalhar com um masoquista:

- expressão de raiva e birra por meio do exercício de espernear no colchão. O paciente, deitado de costas, é solicitado a bater braços e pernas enquanto diz "não";[1] trabalhos relacionados a vivenciar limites, nos quais o terapeuta tenta, verbal ou corporalmente, "invadir" o paciente, que deve impedi-lo;[2]
- trabalho direto no *stool*;[3] e

- exercícios de alongamento para o "afrouxamento" da couraça muscular.

No início do processo psicoterápico de Giovana, procurei realizar os procedimentos-padrão e obtive alguns resultados positivos no tocante à harmonização corporal e à melhora da função respiratória. Giovana passou a respirar com o peito e com a barriga (a respiração somente abdominal é a marca registrada do masoquista). Mas não era sempre que me sentia satisfeito em realizar as intervenções corporais. Havia momentos nos quais temia estar sendo sádico, sem saber a hora de parar. As recusas de Giovana quando lhe pedia para realizar um exercício expressivo eram interpretadas como resistência. ... Resistência? Eu, que já me submetera tantas vezes a eles, sabia o quanto eram dolorosos, tanto física quanto emocionalmente. Não sei se foram essas as causas que me levaram a questionar a sua utilização. No caso de Giovana, parecia também que se apoderava de mim uma sensação estranha: notava que os exercícios acrescentavam sofrimento maior ao que já existia. Sabia que ela deveria aproximar-se e viver seu próprio sofrimento, mas acreditava que pudesse fazê-lo mais dignamente. Mas não era essa certamente a única causa de meu desassossego. O questionamento acerca de certos pressupostos teóricos da bioenergética já havia se evidenciado anteriormente. Giovana foi uma das pacientes que me acompanhou durante boa parte de meu percurso, de minhas andanças e desandanças na busca de formação psicoterápica. Justamente por causa disso, refletiu-se também na relação com ela o descontentamento que modificou minha relação com a instituição bioenergética e seu enorme arsenal de técnicas.

Ao tratar de Giovana, carreguei comigo todas as inquietações promovidas pela consciência dessas duas lógicas. Fora da "igreja" psicanalítica, não totalmente dentro da "igreja" bioenergética. Edifiquei minha singularidade profissional calcada na singularidade pessoal e venho pagando o preço, como se paga o preço por tudo o que se faz ou se deixa de fazer. Escolhas implicam adaptações técnicas e posturais.

Há, contudo, pilares que permanecem inalterados nessa história toda: a compreensão da neurose como uma dualidade que envolve tanto o corpo quanto o universo psíquico (mente). Nesse sentido, pude entender o discurso e o corpo de Giovana e estabelecer intervenções verbais específicas corporal e bioenergeticamente fundamentadas.

O "silêncio de movimentos" que me impus teve a finalidade de permitir maior aprofundamento nas questões caracterológicas. Era quase uma retomada da clássica análise de caráter reichiana e objetivava minha escuta, o suficiente para auxiliar um entendimento mais consistente da relação terapêutica, tanto transferencial quanto contratransferencial.

Leites[4] coloca que as respostas caracterológicas do paciente podem tocar diretamente a defesa caracterológica do terapeuta, levando a uma resposta automática de raiva/hostilidade, na qual pode ocorrer *acting out* desses conteúdos, ou ao que se chama em bioenergética de *collusion*, um conluio (acordo) inconsciente entre ambos os caracteres envolvidos na relação. Essa noção corporalizada do campo relacional podia ser-me útil no tratamento de Giovana. Percebia que sua defesa masoquista tocava traços fálico-narcisistas em meu próprio caráter, o que me alertava para o fato de conduzir a terapia com tato. Um caráter masoquista necessita expressar raiva sem sentir-se criticado. Ao apontar em Giovana a raiva que sentia por mim quando questionávamos sua atitude vitimizada, ela podia realmente dizer-me o quanto os homens são insensíveis e incapazes de entender os anseios femininos. Sua postura se tornava irada, os olhos vermelhos me transmitiam toda a fúria (há tanto guardada) de criança humilhada. A voz ficava mais grave, brava; Giovana perdia o ar infantil e desprotegido, característico de seu papel de "boa menina".

À medida que sua raiva podia aparecer sem que houvesse o risco de ser abandonada por mim, comecei a trabalhar em seus traços orais, nos quais se manifestavam sentimentos de fraqueza e impotência. Seu discurso traía o desejo de ser dependente de mim, o medo de que eu a mandasse embora, que resolvesse "dar-lhe alta". Eu, na qualidade do "outro", era visto como a "salvação da lavoura", o "príncipe encantado" capaz de tirá-la do infortúnio. Quando eu a frustrava, novamente surgia a fúria, seguida de forte depressão. Caráter oral, fase oral. Teoricamente, era fácil supor que houvesse algo de desamparo ou mesmo de desnutrição real. Havia um "buraco" interno impossível de ser preenchido. Se não há saciedade, não pode haver gratidão. O oral é um eterno "saco sem fundo", sempre vazio e querendo mais. Não importa quanto se dê a ele, nunca é o suficiente. Giovana era uma cratera-viva, uma mulher-falta.

Corporalmente, trabalha-se o paciente com vários exercícios para que sua oralidade possa ser atingida. Os procedimentos mais comuns seriam:

- *groundings* e
- exercício de *reach-out* (ou chamamento, em que o paciente se deita no colchão, ergue os braços e literalmente *chama pela mãe* ou grita frases do tipo: "É meu!", "Dê para mim!" etc.

Os trabalhos de *grounding* consistem de exercícios realizados com o paciente de pé, joelhos ligeiramente afastados e fletidos, e nádegas relaxadas. Após alguns instantes nessa posição, as pernas começam a vibrar e essa vibração espalha-se por todo o corpo. Outras variantes podem ser realizadas com o paciente na mesma posição; só que soltando a cabeça e o tronco para baixo, tocando levemente o chão com as pontas dos dedos das mãos e fazendo movimentos sutis de flexionar e retesar ligeiramente os joelhos. Há ainda o "arco invertido", no qual o paciente de pé, com os joelhos ligeiramente flexionados, arca seu tronco para trás apoiando os punhos fechados na altura e na região dos rins.[5]

Os exercícios de *grounding* têm a função de melhor conectar o sujeito à sua realidade corporal e ao chão (realidade externa). A alta carga energética advinda deles pode levar o paciente a reagir de forma intensamente emocional, mergulhando nos seus conteúdos internos e lembrando-se de situações da infância de alto teor afetivo. Mas o *grounding* também pode ser dado apenas pelo olhar presente e continente do terapeuta ou por meio de palavras. Esses *groundings* oculares e verbais faziam com que eu ainda me sentisse fiel à bioenergética. Há ainda outras maneiras de trabalhar com tipos orais de caráter. Pode-se realizar trabalhos de contenção energética, nos quais o paciente aprende a "segurar" sua energia e impedir que "escoe" para fora, que se perca. O oral busca situações de homeostase com os objetos, com as pessoas e com as situações. Relaciona-se como filho, um bebê adulto de boca aberta à espera de alimento. Sente como se o mundo lhe devesse algo e tivesse a obrigação de nutri-lo. Giovana proferia frases que deixavam clara essa dinâmica: "Eu não vou conseguir", "Me ajude!", "Eu não posso agüentar!", entre outras. Uma, em particular, era repetida entusiasticamente a cada novo fracasso nas suas tentativas de estabelecer relações afetivas com os homens: "Eu estou muito sozinha. Acho que sempre vou ficar sozinha".

"*Expulsei-a do paraíso*": o que, aliás, foi muito difícil. Era muito mais cômodo para ambos que a relação se mantivesse quieta, imutável. Mas não era possível que continuasse assim. Era preciso crescer. A maternagem que, inicialmente, precisei propiciar a Giovana para que ela pudesse "depositar-se" em mim deveria terminar. Giovana necessitava caminhar pelas próprias pernas. Já conseguia lidar melhor com sua agressividade e colocá-la diretamente na relação comigo; mas ainda fazia isso esperando uma aprovação. "É essa a brincadeira, papai? Se eu brincar disso, você me aceita?" Comecei a agir de maneira menos maternal, com a finalidade de mobilizar-lhe ainda mais raiva devido à frustração. Enraivecia-a com o "não". Era fundamental que caminhasse pelas próprias pernas. Quando lhe propunha qualquer atividade externa à terapia, como permitir-se conhecer pessoas, iniciava seu discurso lacrimejante: "Os homens só querem me comer e depois me jogar no lixo". Tais comentários eram ironizados por mim como a expressão suprema da autoridade da menina ingênua – coitada!... –, que não obtinha o menor prazer das ocasiões nas quais se envolvia sexualmente. Ela não era tão inocente assim. Será que não escolhia "a dedo" parceiros nem um pouco interessados em relacionamentos do tipo sério e duradouro? Tinha mais medo de se envolver do que seus namorados. Havia ainda muita "raiva da dependência" e "dependência da raiva" em relação à figura masculina.

Paralelamente, Giovana me trazia nas sessões situações domésticas em que seu pai estava "fracassando": já não conseguia mais dirigir ou trabalhar devido a uma doença cardíaca que o impedia de fazer qualquer esforço físico maior. Esse PAI, antes tão duro, viril e inalcançável, não tinha mais tanto poder e passou a depender de Giovana e de sua mãe para tocarem o pequeno bar que possuíam. Logo ele, que explicitamente considerava as mulheres seres tão inferiores e queixava-se por não ter sido capaz de fazer um filho homem, dependia delas. Na verdade, uma parceria silenciosa se estabelecera entre Giovana e sua mãe. Viviam como gêmeas siamesas: onde uma ia, a outra ia também. Eram inseparáveis uma da outra, lutando contra o macho-feitor que as subjugava.

Certa vez, Giovana se queixou do quanto era chato ter de comparecer às visitas familiares agendadas pela mãe. Propus-lhe que experimentasse não ir. Para minha surpresa, em vez de culpada, sentiu-se aliviada. Pôde perceber melhor o "grude" familiar no qual estava envolvida e o tanto de ambigüidade (amor/ódio – gratidão/inveja) que permeava sua relação simbiótica com a mãe. Ela odiava Giovana porque a filha tentava viver a própria vida, falava em encontrar um homem que a fizesse sentir-se mulher em todos os sentidos do termo. Não falava verbalmente, mas demonstrava em suas atitudes; saía com as amigas, recebia telefonemas... como ousava fazer isso? Como ousava romper o pacto de dependência mútua e abandoná-la? Giovana começou a compreender melhor sua participação nessa unidade fusional mãe-filha. Necessitava ser una à mãe para sentir-se forte, porém isso lhe custava caro: sua autonomia. Começou a questionar se queria continuar morando na casa dos pais. Sonhava com seu próprio espaço, para ter liberdade de movimento existencial mais pleno.

A relação com os homens passou a ter outro significado quando se permitiu entrar em contato com seus próprios desejos sexuais enterrados profundamente por toneladas de culpas engendradas pelo pai-patrão e pela mãe-Amélia. Precoces experiências sexuais com um amigo mais velho da escola eram ainda vistas com um misto de prazer, ódio e medo. Fora também subjugada por esse "patrão-júnior" ao qual se submetera. Sexo estava associado a dor. O amigo mais velho era uma espécie de filial paterna, o algoz que feria a inocência com seu falo enorme e assustador. Gozo e vergonha se tornaram irmãos a partir dessas experiências infantis. Sexo, sinônimo de pecado-doloroso, pecado-gostoso, pecado-grilhão ao qual deveria acorrentar-se caso quisesse ter um homem. Era sua porta de liberdade e seu cárcere. Reclamava de dores ao ser penetrada. Sua vagina, constrita, negava-se. Grito de revolta: "Aqui ninguém entra. Não serei invadida novamente". Coração trancado. Vagina trancada. Chave jogada fora.

Giovana era do tipo de paciente que "dá trabalho" quando surgem os primeiros sinais de transferência erótica. (Se bem que, na verdade, nunca conheci nenhum terapeuta que lidasse lá muito bem com esse tipo de demanda. Fala-se muito, faz-se pouco.) Apaixonou-se por mim. Sem perder de vista a orientação caracterológica, observei a conhecer alguns homens com os quais se relacionava para se relacionar fantasiosamente comigo. Deixava claro seu desejo e às vezes tratava de manifestá-lo como lamúria, quase um pedido de socorro. Minha interdição não poderia ser percebida de outro jeito, além de cruel. "O papai é da mamãe. Continue a procurar seu companheiro lá fora, no mundo. Papai deixa." Cognitivamente, trabalhei suas dúvidas a respeito de sexualidade e busquei dar *grounding* para sua paixão, aceitando-a, nunca a desmerecendo; permitindo-a no diálogo da fantasia. Eis um momento perigoso para se trabalhar corporalmente, caso o terapeuta seja adepto das técnicas de intervenção direta no corpo. O toque é muito mais facilmente erotizável nessas situações.

Contudo, Giovana se permitiu viver seu desejo fora do consultório, descobrindo que eu não era o único homem capaz de compreendê-la e enxergá-la como menina que desabrochava, flor do próprio sexo. Ao acatar sua sedução, silencioso, fiz o que seu pai havia se negado a fazer: reconhecer sua feminilidade e assegurar-lhe os limites. Eu a aceitava em seus trejeitos de menina-mulher-que-quer-seduzir-o-papai. Era fundamental que eu lhe apontasse outra saída além do exílio do corpo.

Nesse momento do processo, um terapeuta bioenergético clássico realizaria trabalhos corporais de mobilização pélvica por meio de exercícios de bascular a pelve, abrindo caminho para que as sensações adormecidas dessa região (intimamente ligada à sexualidade e à genitalidade) pudessem "acordar". Quando a energia flui novamente para os órgãos genitais, a possibilidade de vivência sexual plena e gratificante é bem maior. Eu, que não trabalhava mais com os exercícios, dedicava sessões para que pudéssemos discutir sobre sexo, métodos anticoncepcionais e prevenção da Aids com o uso de camisinha. Ela, uma garota solteira, livre e desimpedida que havia recuperado o próprio tesão. Apesar da raiva e do medo ainda presentes, evocados pela figura do *"pai-Big Brother"* (ou melhor, *"Big Father"*) que a tudo observava, sexo era algo muito mais provável e real, uma promessa de prazer. Incitei-a por intermédio da palavra evocativa, do *diálogo pulsional* (mantra-pulsão). Falávamos sobre seu desejo. Aprendeu a desejar.

Os poucos relacionamentos de Giovana, a "mulher de uma só noite", eram claramente contrafóbicos. Atirava-se aos homens para tentar vencer o medo, negando-o. Passou, aos poucos, a ter medo visceral (nó-nas-tripas) quando conhecia algum rapaz que a excitasse e iniciasse uma conversa. Eis o verdadeiro medo que propiciaria o salto. Viver o medo; viver com medo, mas *viver*. As experiências sexuais adultas de Giovana se resumiam anteriormente a sexo no primeiro encontro e nada mais. Atirava-se cega, de encontro a seu maior temor. Aprendeu na relação comigo a ter medo do desejo, a frustrar-se, cair, levantar e tentar novamente.

"Um corpo-expectativa": Ao constatar que não seria eu quem preencheria seu vazio afetivo (mas mesmo assim estaria por perto, presente), dirigiu-se para fora. Princípio do Prazer. Força centrífuga que a atirou para longe do meu centro paterno-referencial. Descobriu que "do meu mato não sairia coelho". Não viveria sua paixão comigo, como não se vive a paixão erótica com o pai. Ansiava, então, pelo

príncipe encantado. Seu discurso mudara de "Preciso de um homem" para "Preciso de várias coisas: ganhar mais e desenvolver novos trabalhos em minha profissão, planejar comprar um apartamento e *também* de um homem". Quem seria ele? Onde poderia ser encontrado? Olhou-se mulher, ferida pela incompreensão paterna, suprimida pela angústia de só poder existir como apêndice materno; ela e a mãe em um só corpo simbólico. "Divorciou-se", separando o joio do trigo. Notou-se até parecida com a mãe, que também queria amor de homem. Aumentou sua freqüência masturbatória. Bom sinal: desejo à flor da pele.

"*Um corpo-porta*": Abriu-se para o mundo. Queria amor e iria consegui-lo sem precisar mendigar. Ganhou de volta sua ternura de menina maravilhada que tanto me tocava. Construía-se a permissão para o desejo.

Trabalhar com Giovana lembrava-me uma aula da terapeuta corporal Mara Herman, ainda nos meus tempos de formação reichiana. Essa "feiticeira", radicada na Alemanha, falando sobre o cerne do processo psicoterápico. Algo mais ou menos assim: "Primeiro você descobre os porquês da sua neurose; depois, aprende a 'matar' simbolicamente o pai e a mãe nos exercícios corporais, expressando a raiva sufocada, exorcizando demônios antigos. E depois disso?... Aí só sobra o perdão". Perdoar seria transcender a raiva não apenas no nível racional. A doença do pai tornou Giovana aflita e serviu para derreter o *iceberg* de décadas de imobilidade e congelamento afetivo. Pai que necessitava de ajuda para gerir os negócios. Ela não iria decepcioná-lo. Transformara-se na filha-mulher, deixando a infância tardia. Enquanto isso, pai e mãe envelheciam. Ciclo de vida. Constatara o óbvio. Perdão.

"*Um convite para o baile*": Havia chegado a hora de enxergar seus pais reais, de carne e ossos envelhecidos, frágeis. Depois de tanta raiva, deixar para lá. Entender-lhes o sofrimento herdado de gerações anteriores. Conhecer-lhes as limitações afetivas.

"*E essa Cinderela convidou-os todos*": Foi surgindo gradativamente a integração parental. Papai e mamãe, ora bons, ora maus; ora acertando, ora errando. Simplesmente humanos, que fizeram o melhor possível diante das condições de vida e do histórico que possuíam. Admirava agora a determinação da mãe, a valorização que o pai dava ao trabalho honesto. Tinha uma família, sua família. (Síntese de aspectos positivos e negativos redundando na recuperação do pai-coração, que ama apesar de tudo.)

"*Um corpo-presente*": Giovana recobrou a leveza do corpo. Sempre fizera ginástica, mas considerava-se pouco ágil, atrapalhada. A menininha desastrada que não possuía outra voz para conseguir clamar pela atenção paterna a não ser a própria desarmonia corporal. Quebrara seu corpo na repressão dos afetos. Agora, fazia ginástica de vida. Começou a perceber suas facilidades e limitações corporais trabalhando nelas de forma carinhosa. Respeitava-se pela primeira vez. Aceitava esse corpo-morada que fora corpo-prisão. Sabia exatamente onde trabalhar, que partes se tensionavam nas situações de *stress* ou medo. Ao conhecer algum rapaz, percebia sua barriga enrijecer-se, "dizendo": "Não sinta tesão". Sentia quando seu pescoço estava duro e a garganta apertada, impedindo-lhe a comunicação do desejo. Tinha agora elementos para lidar com seu fluxo energético por meio da dança e da massagem, mas principalmente, também, da consciência do corpo. Fazia-se presente nas emoções que experienciava. Lentamente, começou a despertar como fêmea.

"*As vísceras cantavam, davam pistas*": Um terapeuta corporal sabe "ouvir vísceras". Às vezes, trabalha-se muito mais por audição e faro do que por técnicas estruturadas, embasadas teoricamente. No meu caso, essa conduta se manteve presente. O engolir seco da palavra não dita, a barriga apertada para não sentir raiva e tantas outras coisas que se presentificavam no contexto transferencial. Até o cheiro. Cheiro de tristeza nos momentos mudos; cheiro de frustração quando eu lhe negava a mim mesmo como objeto de desejo.

"*Um corpo-dignidade*": Todas as marcas históricas em nossos corpos precisam ser ressignificadas e dignificadas. Nesse sentido, não concordo que o caráter do sujeito possa ser inteiramente modificado. Acredito que fica um certo "jeitão" na pessoa, e é justamente isso o que possibilita as diferenças individuais. Pensando musicalmente: um violino, por exemplo, tem certas características físicas as quais o fazem soar peculiarmente. O tamanho do corpo, da escala, sua "constituição orgânica", permitem-nos o reconhecimento do som emitido por ele. Sabemos distingui-lo de outros instrumentos. Se ouvimos um piano tocar a mesma nota tocada por um violino, temos condições de identificar quem é quem devido a uma propriedade do som denominada *timbre*. Considero que as pessoas também possuem timbres diversos; isso torna possível o agir individualizado e subjetivado. Um piano nunca soará como um violino, nem vice-versa. Esse timbre é o tal "jeitão" da pessoa, que não se dilui tão facilmente. É um perceber, sentir e agir no mundo por meio das próprias "cicatrizes de batalha". (Não estou falando em *self*. Refiro-me aqui a um sujeito já tocado pelo processo de culturalização, não a um homem absolutamente natural, pré-cultural.) Nessa concepção, timbre é tido como uma peculiaridade, de certa forma, já dada pelo caráter. Talvez o trabalho psicoterápico (como o venho concebendo) seja auxiliar o paciente a "soar com seu próprio som", ficar cada vez mais preciso, afinado.

Giovana recuperou seu "som", sua dignidade de pessoa, guerreira marcada no corpo por inúmeras batalhas, ganhas, perdidas; vividas. Quem sabe, até mais perdidas do que ganhas. Mas será que não é assim feito o percurso vital? Uma abordagem reichiana "selvagem" considera esse corpo "historicizado" pelo sofrimento como algo a ser transformado em "corpo genitalizado", corpo "saudável" para se chegar, quem sabe, um pouco mais próximo daquilo que popularmente é chamado de "felicidade". Será?

Durante o processo no qual eu e Giovana embarcamos, fui gradativamente abandonando uma certa "ditadura da saúde" para me fixar nas prerrogativas mais sutis da existência. Ressignificar uma cicatriz de vida (e entenda-se cicatriz de vida como *couraça muscular*) é compreender seu significado histórico, atual, e considerá-la como mais do que um tumor a ser eliminado. O corpo certamente se modifica durante a psicoterapia. E mais: modifica-se a maneira pela qual é estabelecido o diálogo do paciente com seu corpo. Decididamente, percebi que eu não estava lá, no consultório, para transformar Giovana em um "piano".

Ao construir uma relação mais carinhosa com seu corpo, seus erros e acertos (corporificáveis ou não), Giovana parecia mais apta a aprender novas estratégias de existência, fazer diferente, permitir-se.

"*E assim a palavra emergiu*": Estávamos nós três: eu, Giovana e as palavras. Sem retorno. Além de alguns apontamentos diretamente ligados à dinâmica corporal (*interpretações bioenergéticas*), minha fala assumia diferentes papéis. Havia a preocupação com certa atuação de nível cognitivo, passando até mesmo por explicar-lhe melhor acerca do funcionamento de sua resposta sexual. Costumava também reforçar seus esforços na direção dos relacionamentos afetivos, de novas conquistas profissionais. Nessas ocasiões, sentia-me quase um terapeuta comportamental. "Quase" é o termo para expressar um objetivo além da simples tentativa de implantar no sujeito novos padrões de resposta. Havia um significado mais complexo, uma crença outra que transpassava as intenções meramente comportamentalistas.

Todo o trabalho realizado, por mais diretivo que fosse, tinha como fundo a análise do caráter reichiana.

O psicoterapeuta André Gaiarsa, um dos únicos representantes – se não o único, pelo menos em São Paulo – da fase inicial do trabalho caractero-analítico de Reich (no qual o enfoque era ainda eminentemente psicanalítico e verbal), coloca que é possível o trabalho psicológico em dois pólos:[6]

O pólo resistivo: Que implica a quebra de defesas psíquicas para chegar-se ao cerne da questão edípica do paciente.

O pólo pulsional: Que consiste na utilização do discurso com a finalidade de "abrir espaço" para a ocorrência de algo ainda impedido de acontecer. Não se trata de tentar entender por que algo não acontece. Cria-se, pelo contrário, uma "ambiência" via discurso na qual o outro dialoga com o desejo e o prazer. A psicanálise nega a viabilidade de abordar-se a pulsão, é importante que seja mencionado. Chamar esse procedimento de analítico não seria, portanto, algo acertado; mas é mais importante considerar como ele se evidenciou na prática.

Giovana conhecia muitos porquês, e nem por isso conseguia viver mais plenamente. Paralisava-se ante a manifestação dos desejos. Meu discurso passou a ser instigante, ia além de simplesmente buscar causas da impossibilidade de concretização do desejo. Era uma fala "assanhada", ou melhor, "assanhante". Dava a ela algumas "lições de casa" como visitar apartamentos à venda (já que manifestava o desejo de morar só), e até mesmo algo muito simples e que teve um efeito de peso: comprar uma caixa de preservativos na farmácia e colocar na bolsa. Afinal de contas, era jovem, desimpedida, *pronta para* viver o desejo, para "transar", caso quisesse, com algum rapaz pelo qual se sentisse envolvida. Essa sugestão não era algo do tipo "Transe com alguém e venha dizer-me como foi". Representava outro apelo: "Assuma-se, mulher!" e "Assuma-se mulher" que deseja, que quer, que pode viver a própria sexualidade sem tanto pavor. Desejar não significava realizar imediatamente o que fora desejado, mas dar-se conta da existência do desejo e, *posteriormente*, criar meios para a sua satisfação.

Esse procedimento, a princípio simples, levou Giovana a desenvolver homéricas crises de birra. "De que adianta desejar? Eu quero e quero *agora*." Ao que eu lhe respondia: "Por que não se permitir desejar, menina mimada? Por que ameaçar-me de voltar à estagnação, só por pura birra? Por que machucar-se tanto, menina chorona? Será que o desejo precisa morrer só por não poder ser imediatamente realizado? Não dá para transformá-lo em projeto e depois em realidade?". *Grounding* por meio da palavra. Chão. Caminho tortuoso pavimentado pelo verbo.

Sexualmente, Giovana se angustiava. Já que descobrira seu desejo de mulher, o que fazer dele? Como lidar com a dor de querer um namorado, um homem, e não ter? Será que era preciso "atirar-se" ao sexo no primeiro encontro para não viver o medo do vazio, do incerto (e do incesto)? Será que a espera precisa necessariamente ser vivida de maneira tão sofrida, não como abertura para a possibilidade da realização do desejo? Sugeri-lhe que fizesse o contrário: que falasse sobre o que desejava, de que necessitava para viver. "Não assassine o desejar. Não corte suas asas antes de tentar alçar vôo, menina apressada!", pedia-lhe eu.

Minha fala tratou de tornar-se-lhe impulso, até que a pressão interna fosse maior e empurrasse para fora o "Eu quero", o "Eu desejo" autêntico, há tanto tempo preso na garganta apertada, responsável pela voz infantilizada.

"*Fiz. Fizemos. Parimos. Partimos.*" Certo dia, depois de quatro anos, ela começou a cogitar sua alta. Várias vezes antes tocara no assunto, mas todas elas traziam a marca do medo de ser banida. Dessa vez era diferente. Giovana dizia gostar de mim; eu traduzia esse discurso para: "Gosto de você porque preciso de você". Aos poucos, sua fala foi sendo modificada para: "Venho aqui porque gosto de vir. Não me sinto doente. Sei que posso ir embora quando achar que devo". Podia gostar de mim sem ser doente. Não precisava mais entregar-se aos homens como "algo" pálido, desprovido de valor. Deixara de ser a bonequinha loira que exalava sofrimento por todos os poros. Eu a via assim. Como uma boneca loira, de olhos azuis, só que não dizia "mamãe" ou "papai" quando era apertada. Dizia "Eu sofro". Abandonou o sofrimento quando pôde realmente chamar pelo pai e pela mãe. Precisou chorar ao se deparar com o eco de seus apelos inúteis.

Giovana deixara de ser a fragilidade encarnada que a mim se apresentara nas primeiras sessões. Transformara-se em mulher; assustada ainda, mas mulher. Depois de todo o tempo no qual compartilhamos e *compatrilhamos* esse caminho das descobertas interiores, pude entender-lhe a mensagem: tanto faria se eu a colocasse na "marcha corporal" ou não. Verbo, exercício; talvez desse no mesmo. Giovana queria que eu estivesse presente. Queria poder desejar-me sem ser expulsa de meu afeto. E sem perder-se nesse querer faminto.

Despedimo-nos sorrindo. Fiz uma piada a respeito de tudo o que vivêramos no consultório: amor, frustração, ódio, paixão, sentimentos presentificados em mim, o objeto-homem, o "pseudopai". Pôde finalmente rir da brincadeira de mau gosto que se fizera por tanto tempo, açoitando-lhe inclementemente o corpo, aprisionando-lhe o gozo. Compartilhamos. Compartilhamos. Como par, trilhamos. Crescera. Hora de ir embora sem olhar para trás.

Alguns meses depois, quando minha dissertação de mestrado já estava pronta, recebi de Giovana um cartão-postal da Itália. Escrevera-me dizendo que pretendia ficar lá por uns tempos, estudando, conhecendo seus parentes, suas origens. Deu-me parabéns pela obtenção do título de mestre e terminou com "Até um dia". Confesso que é gostoso imaginá-la transitando pela Europa, de braços dados com algum príncipe "desencantado", aprendendo pintura, sua grande paixão. Certa vez, ela me dissera que sonhava especializar-se em restauração de obras antigas. Não sei se decidiu fazê-lo academicamente, mas acredito que o esteja fazendo na vida, restaurando a si própria, transformando-se a partir das indeléveis marcas do passado.

Boa sorte, Giovana.

Notas

1. Veja: A. Lowen e L. Lowen. *Exercícios de bioenergética*, pp. 60, 136 e 138 (referências bibliográficas completas apresentadas no Capítulo 3). Variantes dessa técnica podem ser empregadas golpeando-se o colchão com os punhos ou o banquinho de bioenergética com uma raquete de tênis. O exercício comumente proposto é uma junção de bater braços com o bater de pernas. Apesar de serem dois exercícios colocados distintamente pelo autor, podem ser utilizados como uma única técnica.

2. Devido à minha formação como músico creio que, em relação à bioenergética, a música leva vantagem: é um jeito mais estético e prazeroso de se lidar com a emoção. O som advindo das técnicas corporais lowenianas sempre me pareceu feio, daí minha relutância em trabalhar com eles, mesmo quando era terapeuta corporal mais aderido.

3. Banquinho desenvolvido por Lowen, no qual o paciente apóia as costas e deixa pender para trás os braços e a cabeça, fazendo, em pé, um arco invertido. O objetivo é possibilitar a soltura do diafragma e o aprofundamento da respiração.

4. A., Leites *Contratransferência: uma abordagem caracterológica.* Nova York, Institute For New Age Of Man, 1976.
5. Veja: A. Lowen e L. Lowen. *Exercícios de bioenergética, op. cit.*
6. Veja: A., Gaiarsa. *O que é angústia.* São Paulo, Brasiliense, 1994; e Física e psicologia. *Revista Reichiana*, São Paulo, 2: 1993, pp. 61-71.

3
Os lugares da palavra na bioenergética

1. O CORPO EM TERAPIA

Título original: *Physical dinamics of character structure*
Copyright © 1958 by Grune & Stratton, Inc.
São Paulo, Summus, 1977.
Tradução: Maria Silvia Mourão Netto

Originalmente concebido como *Physical dinamics of character structure*, foi lançado nos Estados Unidos sob o título *The language of the body*. O livro demonstra enfaticamente a passagem da atuação psicanalítica para a corporal, invocando Reich e Ferenczi como dois dos principais precursores de uma terapêutica mais ativamente interventiva, situando no corpo a psique. É um texto preocupado em se utilizar da psicanálise para balizar as construções corporais propostas pela bioenergética. Além disso, traz já uma descrição dos tipos caracterológicos tanto física quanto psicologicamente, sempre pareando a visão corporal com a sedimentação conceitual psicanalítica.

Nos anos 50 ia crescendo a inquietação da juventude americana com o *establishment* burguês. Surgiu daí o *rock-n'-roll*, a "música do diabo" que falava de sexo, velocidade, pregava liberdade e ritmo. Em 1955, o filme *Blackboard jungle* (no Brasil, chamado de *Sementes de violência*), com a famosa canção *Rock around the clock*, de Bill

Haley, fazia os jovens dançarem freneticamente, destruindo cinemas e teatros. Elvis Presley era chamado de Elvis *"The Pelvis"*; no palco, o cantor rebolava e ondulava ritmicamente a pelve, em movimentos que, até então, só eram realizados "na horizontal", e à noite... O sentimento "crioulo" pregado pelo *rock-n'-roll* tinha nas figuras de Chuck Berry e Little Richards, entre outros, seus mais acalorados representantes, herdeiros da mais autêntica pulsação do *blues* e do *rhythm and blues*, que pregavam a sensualidade, a velocidade e o amor. Nota-se que a fala loweniana sobre orgasmo e pelves "assanhadas" não era propriamente uma novidade. Nem tampouco a questão do corpo. O *rock,* um dos tantos fenômenos socioculturais que começaram a agitar os Estados Unidos naquele momento, prova isso. Talvez, até, as corporalidades tenham sido redescobertas na psicologia em função de representarem também esse anseio por liberdade e prazer.

Quando o livro foi escrito, o Instituto Internacional de Análise Bioenergética, criado por Lowen e John Pierrakos em Nova York, contava com dois anos de existência, ou seja, a bioenergética já estava institucionalizada e juramentada como psicoterapia.[1]

O corpo em terapia traz importantes considerações em relação ao lugar que a fala ocupa no trabalho bioenergético. O autor cita Ferenczi, iniciador da chamada "terapia ativa", para embasar suas considerações sobre a importância de formas mais diretamente interventivas de atuação psicoterápica. O corpo possuiria, segundo Lowen, uma certa "prontidão psíquica" no que se refere aos processos emocionais. Evocando o artigo *Dificuldades técnicas na aAnálise de um caso de histeria,*[2] de Ferenczi, Lowen visa apontar o quanto afeto e idéia se inter-relacionam: idéia reavivada pode conduzir ao afeto; afeto evocado pode levar ao conteúdo ideacional reprimido.

Nota-se em Ferenczi (professor de Reich) já uma preocupação em ir além da regra fundamental da análise e inserir a problemática psíquica no corpo. Ferenczi, um psicanalista que ousou vislumbrar o mundo interno fora dos muros da fala. Reich, um psicanalista também. Em ambos, o discurso era tido como única via de manifestação do inconsciente, até que tivesse havido necessidade de transformações na concepção do universo psíquico, incluindo-se nele a corporalidade.

A psicanálise constitui-se da palavra lenitiva, capaz de eliminar o sofrimento. É a *talking cure*. A passagem reichiana da palavra para o corpo não se deu de maneira abrupta, nem houve total banimento do verbo na vegetoterapia. Pelo contrário, houve, na verdade, uma modificação de forças: o corpo conquistando seu espaço e soberania, o discurso sendo redimensionado em sua importância para evitar que a psique se tornasse mera abstração filosófica. O corpo poderia materializar o impalpável. Lowen assinala que a própria psicanálise foi criada para dar conta de uma demanda somática: a *conversão histérica*. Esse é o ponto do qual partirei para fazer o caminho inverso: *ir do corpo à palavra*.

Ferenczi propunha técnicas de relaxamento a seus pacientes com o objetivo de facilitar a associação livre, outro ponto no qual Lowen irá deter-se ligeiramente para justificar a importância da bioenergética como terapêutica *ativa*, que leva em conta não somente o discurso, mas também o corpo, substrato somático de todo processo mental.[3] Apesar dos interesses de Ferenczi, foi Reich, a partir de 1927, quem estabeleceu os mais importantes avanços nesse campo. O trabalho reichiano deu-se inicialmente, como é sabido, na esfera da técnica psicanalítica – quando desenvolveu a *análise do caráter*,[4] que poderia ser chamada de "mapa da mina" psíquico. Essa importante contribuição visava auxiliar os praticantes da psicanálise a melhor entender e lidar não somente com conteúdos transferenciais negativos como também a obter diagnósticos mais precisos. Posteriormente, com a vegetoterapia, passou-se a lidar diretamente no correlato muscular do caráter: a couraça muscular (ou caracterológica). Pode-se notar, contudo, fortes indícios ainda presentes de psicanálise original integrada à visão somática.

Lowen cita Reich em meio a suas próprias considerações teóricas, afirmando que a rigidez muscular não se apresenta somente como resultado da repressão sexual, mas é, em si mesma, uma expressão do próprio processo repressivo, sua forma. Do mesmo modo, o distúrbio psíquico alude ao significado da repressão, suas origens e especificidades históricas. Clinicamente, o primeiro nos mostra *como*; o segundo, *por quê*. Essa será uma das fortes tônicas da bioenergética: o corpo exibe uma parte da doença; o psiquismo, a outra. Assim é a concepção loweniana de intervenção psicoterápica no "mentecorpo", a díade orgânica que pode também ser chamada de "ser humano".

Na noção de caráter pode ser encontrada uma ponte entre o discurso verbal e o corporal. Se continuo me detendo ao corpo é porque não adiantaria "estripar" simplesmente todo o discurso verbal da bioenergética. Mais prudente e correto seria partir da idéia de caráter como unidade e, melhor ainda, de *organismo como unidade funcional em que não há exclusão, mas mútua dependência*. Lowen considera, partindo desse ponto, que a expressão corporal de um indivíduo é uma importante pista de sua expressão emocional, ou daquilo que, no nível da psique, é sua estrutura caracterológica.

O autor segue buscando demonstrar que a energia manifesta nos processos somáticos é a mesma que atua nos processos psíquicos e chama-se *bioenergia*. Considera que um terapeuta analiticamente orientado abordaria seu paciente de forma superficial, isto é, a partir do ego. O ego é tido por Lowen como uma instância superficial tanto no que se refere à sua topografia psíquica (camada mais "próxima" do mundo externo) quanto em termos de diferenciação cerebral (córtex, que é a camada de superfície do cérebro). Daí, então, poderia a bioenergética ser, segundo o autor, uma terapia mais profunda, já que atinge lugares em que a palavra não penetra: o próprio cerne biológico. Ferenczi já assim considerava as limitações da psicanálise, afirmando que uma terapêutica calcada apenas na racionalidade – ou, dizendo de outro modo, na inteligência, que é uma função egóica – não pode ser completamente eficaz.[5]

Lowen centra suas principais críticas às abordagens calcadas unicamente no ego, em geral, verbalmente orientados. Segundo o autor, não são suficientes para se atingir a cura. Uma ação ocorre em dois níveis: somático e psíquico. A palavra atuaria unicamente no segundo, ignorando um ponto importante: se as vivências infantis responsáveis pela neurose foram psiquicamente percebidas como traumáticas ou frustrantes, há uma energia *não-ligada* pela *catéxis* que continua existindo, pois não teve a oportunidade de ser descarregada; foi "absorvida" pela couraça caracterológica. Ou seja, os músculos "armazenam" emoção, e a cura só se daria se essa energia emocional fosse descarregada. Disso a palavra não poderia dar conta, apesar de sua importância na compreensão dos mecanismos psíquicos atuantes na neurose.

O autor, a partir de sua visão de psicanálise, reforça a seguinte afirmação: a palavra não é suficientemente forte para descarregar a energia aprisionada, responsável pela gênese da neurose. Nem tampouco outras atividades psíquicas, como a fantasia, por exemplo, "queimam" esse excesso. Nem mesmo os exercícios físicos, uma vez que tal energia provém de excitação somática diretamente ligada à vida afetiva Lowen tece críticas à psicanálise em praticamente todas as suas obras. É preciso considerar, contudo, que se trata de afirmações *segundo a ótica do autor*, meio estereotipada no tangente às premissas psicanalíticas. Em função disso, seria melhor considerarmos a existência de uma *psicanálise loweniana*.

Lowen nos apresenta, na psicanálise, uma *palavra fraca*, diferente da "palavra lacaniana" que, como diz Rodrigué,[6] acabou por ser elevada a legisladora da vida do sujeito. A esse respeito, aliás, ele considera que, na história do movimento psicanalítico, à esquerda de Freud colocaríamos Reich, postulando a primazia do corpo energético e, à direita, Lacan, afirmando a primazia da palavra. Em relação a essas duas posições (de certo modo, antagônicas), Rodrigué evoca Kesselmann para marcar seu posicionamento: o ultracentro, lugar em que *a palavra é corpo e o corpo fala*.[7] Curiosamente, Rodrigué coloca Reich *à esquerda* de Freud. Seria essa uma alusão ao pensamento marxista de Reich que culminou, de certa forma, com sua expulsão da Sociedade de Psicanálise de Viena? O "esquerdismo" de Reich se evidencia em sua psicologia iconoclasta, rebelde contra o banimento do corpo, e que levava em conta mormente os *aspectos econômico-libidinais*. Parece-me um brado do tipo: "Por uma divisão de renda (libido) mais justa!", uma dialética dando-se no terreno da psicanálise. Lacan, apesar de representar o outro pólo, fica *à direita*. É "menos sinistro" (no sentido "diabólico" do termo), mais "sacralizado". Será o corpo considerado uma instância de paixões, cerne da concupiscência, em oposição ao intelecto, a "morada da alma"? O que teriam os psicanalistas a dizer sobre isso? Melhor que se perguntasse a eles. Não é nosso objetivo, aqui, penetrar na controvertida discussão entre reichianos e freudianos acerca do que seja ou não psicanálise, muito menos questionar a expulsão de Reich da instituição psicanalítica.[8] Mais complicado ainda seria tentar situar Lowen nessa confusão toda... No decorrer do livro, contudo, tecerei algumas considerações sobre a bioenergética ser ou não uma terapêutica analítica.

Rodrigué fala de uma possibilidade interfásica entre a fala do corpo e o corpo da fala, apontando os radicalismos pelo lado da palavra e também pela esfera do corpo. Dois extremos que, ao se chocarem, podem criar nova síntese para a compreensão do psiquismo humano. Lowen afirma-se um seguidor de Reich; acredita na "legislação do corpo" sobre a palavra, ressaltando que a expressão corporal é a mais clara das linguagens, desde que se aprenda a lê-la.

Pode-se perceber em *O corpo em terapia* a denúncia do antagonismo corpo/fala e a preocupação de situar tal antagonismo não só tendo a psicanálise, mas também a teoria reichiana caractero-analítica (repensada) como interlocutores.

Não há em Lowen uma primazia da economia sexual como único agente etiológico da neurose. Outros sentimentos, que não os sexuais frustrados nos primeiros anos de vida (como, por exemplo, a necessidade de proteção, de reconhecimento corporal, a livre expressão de impulsos agressivos, entre outros), podem gerar doença emocional. Persiste a noção de impulso frustrado e recalcado no nível do inconsciente; só que o acesso não se dá somente pelo caminho do verbo, mas também do movimento corporal.

Enquanto Lowen fala em *afeto bloqueado*, Freud fala em *desejo bloqueado*. Isso poderia subsidiar o fato de a *psicanálise loweniana* partir de outra premissa, em que o corpo representa um papel capital, pois nele encontram-se "entaladas" as vivências emocionais infantis.

Os exercícios de bioenergética foram concebidos a partir da premissa reichiana para preencher uma lacuna deixada, segundo Lowen, pela abordagem verbal. O autor coloca que um processo psicoterápico deve constituir-se de dois momentos inter-relacionados: o verbo e o corpo em movimento, ou melhor, *falar* ("contar histórias") e *fazer*. Parece, indiretamente, afirmar que "só as historinhas" que o paciente conta não têm o poder de curar. (Remeto o leitor ao estudo do caso de Giovana, quando relatei que, em determinado momento de minha formação clínica, deixei de prestar tanta atenção às *performances* do corpo e mais às tais "historinhas de vida", transformando-se as sessões em "prosa sobre a vida", talvez um "pecado bioenergético".)

2. AMOR E ORGASMO

Título original: *Love and orgasm: a revolutionary guide to sexual fullfilment*
Copyright © 1965 by Alexander Lowen, M.D.
São Paulo, Summus, 1988.
Tradução: Maria Silvia Mourão Netto

Nesse texto, Lowen fala basicamente de sexualidade, ressaltando que a saúde psicofísica não pode existir sem a vivência sexual plena e gratificante. Eis aqui uma premissa reichiana exaustivamente discutida. Lowen tratará de explicar distúrbios sexuais como a frigidez e a ejaculação precoce a partir dos pressupostos bioenergéticos, segundo os quais o corpo influencia os processos psicológicos e vice-versa. Além de tratar especificamente do *reflexo orgástico* (emblemática reichiana da saúde), Lowen se empenha em discutir o comportamento homossexual, inscrevendo-o no *hall* dos fracassos pessoais em estabelecer uma sexualidade "saudável". Essa postura foi criticada por mim; tratei-a como um aspecto importante daquilo que considerei "ditadura da saúde", proposta tanto por Reich quanto por Lowen. O livro, como pode ser observado, é marcadamente reichiano; trata-se de uma das primeiras obras de Lowen; parece ainda muito aderido ao Reich clássico da vegetoterapia.

Na década de 60, os Beatles e os Rolling Stones arrepiavam os pais mais conservadores com suas letras provocativas e o visual "selvagem" com o qual se apresentavam. A sexualidade deixava de ser um assunto noturno a ser conversado entre quatro paredes e ganhava as ruas e a boca dos jovens. Em Esalen, o *Movimento do Potencial Humano* já levava multidões a buscarem autoconhecimento e novas experiências pessoais por meio das psicologias e dos orientalismos. Falava-se muito também em uma tal de "Revolução Sexual".

Era a época do *California Dreamin'*, do movimento *hippie* e do *Flower Power*. O *Drop Out* (Movimento de Contracultura) se estabeleceu na América, na Inglaterra e até mesmo no Brasil. Seus principais estatutos eram o retorno do homem à natureza (entendida não somente no sentido ecológico, mas também no que se referia ao reencontro com a essência humana, com o si mesmo), o repúdio pela vida urbana e tudo o mais que significasse *status quo*. Lowen, juntamente com Perls, Maslow, Rogers, entre outros, representava certa rebeldia "juvenil" contra a psicanálise.

Na verdade, os anos 60 e 70 foram extremamente ricos e produtivos justamente por terem sido marcados por essa rebeldia "antiparental". Tanto os jovens se rebelavam contra seus pais quanto muitos teóricos da psicologia se rebelavam contra o "pai Freud". Disso surgiram a gestalt, a terapia rogeriana e tantas outras abordagens "alternativas" à psicanalítica. A bioenergética floresceu aí, nesse momento em que expressões como *workshop* e "vivência" afrontavam o clássico *setting* analítico.

A guerra do Vietnã, outra marca dramática na história americana, começara em 1961 e iria perdurar até 1975. Em função dela e de suas conseqüências, criou-se na América um terreno propício para que se questionassem as instituições e os imaculados ideais americanos de vida.

O assunto de *Amor e orgasmo* é basicamente sexualidade. A máxima reichiana é reafirmada: um indivíduo saudável sexualmente também o é no nível psíquico e vice-versa. A sexualidade não pode, partindo-se desse pressuposto, ser desvinculada do bem-estar emocional; e a saúde mental só é possível quando o paciente recupera sua capacidade orgástica plena, ou melhor, *reflexo orgástico*. Deve-se entender prazer como descarga de tensão. Lowen concebe a atividade sexual de maneira energética, antes de tudo:

$$\text{tensão} \to \text{carga} \to \text{descarga} \to \text{relaxamento.}[9]$$

Não seria correto dizer com isso que Lowen trate a sexualidade humana de maneira mecanicista. Pelo contrário, para ele amor encontra-se organicamente vinculado à atividade sexual saudável, integrada. Só não se pode deixar de considerar que a visão loweniana *corpa* o amor e entende-o primeiramente (mas não tão-somente) como fenômeno energético-afetivo. É bom ressaltar, também, que o autor crê fortemente na possibilidade de uma "monogamia feliz", no encantamento inquebrantável da relação homem e mulher. Se o tempo vai, gradativamente, desgastando o corpo, limitando-o; se as preliminares do sexo já não são mais tão excitantes, o contato sexual, em si, entre duas pessoas que se amam é como um bom vinho: ganha mais sabor à medida que envelhece. Lowen evoca a expressão "fazer amor", afirmando que a sexualidade desencouraçada e livre é pura expressão de amor. Já em *Bioenergética*,[10] irá reformular essa questão, tratando mais especificamente do medo da entrega amorosa plena, característica básica das pessoas encouraçadas. Aqui, a temática se restringe ao comportamento sexual humano como indício – ou não – de saúde psíquica.

Um indivíduo encouraçado não consegue entregar-se inteiramente às contrações involuntárias que ocorrem no momento do clímax sexual; seu corpo está preso, impedido por anéis crônicos de tensão muscular. Daí ser fundamental, no decurso da terapia bioenergética, a soltura dessa "armadura". O autor afirma que o comportamento sexual não pode ser cindido da personalidade de um indivíduo, pois é um aspecto inseparável do todo: modificações na personalidade acarretam modificações no comportamento sexual e vice-versa. Assim, como comportamento sexual é, antes de mais nada, uma prerrogativa expressiva do corpo, este volta a aparecer como manifestação fundamental do sujeito no mundo – outro apontamento holístico de Lowen. Por meio desse prisma, procurará explicar e tratar diversas manifestações de desordem sexual, como a impotência orgástica e o homossexualismo, acreditando serem elas conseqüências de distúrbios emocionais profundos, sempre redutíveis à corporalidade como *locus*.

Lowen não prega uma sexualidade simplesmente biológica, que deixe de levar em conta as expressões afetivas mais profundas. Acentua a importância do amor, inscrevendo-o, para tanto, no corpo: o sexo obedece ao princípio do prazer, da descarga excitatória; o amor é manifestação do princípio da realidade. Assim, conhecendo o amor o sujeito passa a ter consciência de que o prazer da descarga sexual pode ser intensificado diante de determinados objetos sexuais e diminuído diante de outros. Quando se ama, pode-se conter a tensão sexual até o momento mais favorável, optando por descarregá-la na relação com o ente amado.

O autor chama a atenção para um fato importante: o mesmo mecanismo que dispara a reação sexual (manifestação do impulso) está presente no amor. Lowen, como já mencionei, acredita no ato sexual como suprema manifestação amorosa entre homem e mulher. Quando o corpo responde bem, livre de suas prisões, o amor é mais intenso. Ama-se também com o corpo, e *fundamentalmente através do corpo*.

Lowen aponta distorções culturais ocorridas nessa esfera "sexo-energética", falando em *sofisticação sexual* para referir-se à sexualidade exercida de maneira performática. Pessoas "sofisticadas" sexualmente surgem no momento em que parece ter ocorrido uma pseudoliberalização sexual. A obra, apesar de datar da década de 60, apresenta uma realidade bastante atual: a enxurrada de literatura e tecnologia sexual, prometendo prazer ao consumidor. Vivemos sob a égide da técnica, acreditando que sexualidade possa ser aprendida ou consumida por intermédio dos recursos da mídia. Segundo o autor, a verdadeira entrega à sexualidade não pode ser aprendida por meio de manuais ou de convenções sociais. Dessa forma, o corpo acaba por sucumbir diante dos ditames daquilo que seja "sexualmente moderno".

As histéricas e os impotentes orgásticos estão ainda tão presentes hoje quanto na Viena freudiana. Mudou-se, contudo, a "embalagem". Lowen aponta que o sujeito da segunda metade do século XX (apesar de "liberado" e devidamente "treinado" em técnicas e acrobacias sexuais) encontra-se incapaz de *amar*. Se até o século XIX vivia-se o mito do *amor sem sexo* (puro e casto), vive-se hoje a outra face da moeda: *sexo sem amor*. Ambos representam, na opinião do autor,

55

que corpo e mente são ainda aspectos cindidos no ser humano. Há aqui uma certa defesa do "retorno ao natural" que se baseia na seguinte premissa loweniana: o homem é tanto "animal quanto é ser humano", ou melhor, é tanto natural quanto aculturado. Assim, a sexualidade é algo imanente, e se constitui na forma de vida do heterossexual maduro, que nada tem a provar a ninguém; é espontâneo em sua manifestação e atitude.

Ao referir-se a esse homem ideal, satisfeito e capaz de amar, o autor questiona uma máxima reichiana: o caráter genital. Para Lowen, qualquer neurótico é genital. Apesar de considerar que não existe um tipo "puro", mesmo assim o autor troca "genital" por "saudável", referindo-se ao sujeito jovial e livre de fixações pré-genitais importantes.

O criador da bioenergética parece não acreditar que a dicotomia "caráter neurótico *versus* caráter genital" expresse adequadamente a questão do funcionamento do indivíduo perante a vida. Segundo Lowen, todo adulto tem a capacidade de funcionar genitalmente. Genitalidade é uma prerrogativa comum a todos os homens. Pode-se concluir, em relação a tal observação do autor, que *neuróticos também fazem sexo, mas o que se pretende questionar é a qualidade dessa atividade sexual*.

Veremos, mais adiante, como esse ideal de homem reflete-se na prática bioenergética, chegando mesmo a orientá-la. Por agora, porém, cabe comentar que, apesar de não se referir diretamente a isso, Lowen tenta mostrar que a categorização das neuroses por meio do diagnóstico caractero-analítico é apenas um mecanismo técnico de compreensão e estabelecimento de diretrizes psicoterápicas.

Apesar de "corrigir" Reich no que toca à questão da genitalidade, Lowen dá a ela grande importância em sua obra. Um exemplo claro é justamente a concepção de desenvolvimento psicossexual, que compreende três períodos, marcados pela corporalidade e pela genitalidade:

1º) *Período pré-genital*: Vai do nascimento até os seis anos de idade, aproximadamente. Nessa fase, dá-se lentamente o abandono do erotismo oral, sendo a primazia erógena deslocada para a área genital. Durante esse período, ocorrem mudanças físicas e psíquicas no indivíduo, que seriam, *grosso modo*:

- ocorrência do desmame da criança em relação à mãe (tanto concreto quanto emocional);

- treino para a toalete;[11]
- aparecimento da masturbação;
- substituição da dentição de leite pela definitiva, entre outras.

A marca conclusiva do final da pré-genitalidade é a instauração do Complexo de Édipo.

2º) *Período de latência*: Vai dos seis aos doze anos, aproximadamente. Essa fase assemelha-se à concepção psicanalítica clássica, quando há amenização do interesse e das sensações sexuais, e o pré-adolescente encontra-se mais preocupado em estabelecer seu papel sexual em relação aos grupos.

3º) *Período genital*: Vai da pré-adolescência à maturidade. Nessa fase, menino e menina caminharão para o desenvolvimento e o amadurecimento sexual, que lhes permitirá o engajamento em vivências sexuais adultas. Curiosamente, Lowen afirma que, na mulher, ocorre a passagem da primazia erógena clitoriana para a vaginal. O mito "orgasmo vaginal *versus* orgasmo clitoriano" tem sido duramente questionado pela sexologia moderna:[12] de acordo com tal concepção, não há diferença sensorial entre ambos. O dito "vaginal" não implica, tampouco, maior maturidade psicossexual na mulher, como queriam Reich e Freud. (Talvez Lowen precise modernizar-se um pouco, também.) Na verdade, estamos falando de mais uma *linha divisória* que pode servir para separar "saudáveis" de neuróticas.

Na obra, Lowen comenta um caso clínico para referir-se à importância da masturbação. O paciente, um homem de cerca de quarenta anos já anteriormente analisado sem muito êxito (como tantos outros citados pelo autor em suas obras para mostrar a ineficácia da psicanálise), experimentou grande alívio quando pôde ter diminuída sua culpa em relação à masturbação ao discutir o fato com Lowen e ter sido por ele assegurado de que masturbar-se não é um ato pecaminoso e, sim, saudável. Neste ponto do livro, Reich é novamente evocado, e Lowen se atém ao ato *concreto da masturbação* como algo importante. Há, porém, a possibilidade de se encarar esse fato de modo a criar uma metáfora de "permissão de desejo" no contexto analítico. Melhor dizendo, *falar* acerca de masturbação com o paciente é trabalhar transferencialmente no sentido de aceitar sua sexualidade, seu desejo. Essa colocação me lembra o "discurso assanhado" ao qual me referi em meu estudo de caso. À medida que é possível *falar do desejo*, cria-se o espaço para sua manifestação. Curiosamente, meu procedimento com Giovana nesse sentido também foi ligado à questão da masturbação, como o leitor deve lembrar-se.

Seguindo adiante, Lowen reforça o fato de que o discurso de um paciente pode enganar; mas o corpo, não. Parece que um discurso incongruente com a verdade do corpo não é muito bem-vindo na bioenergética. Intelectualizar é o "grande pecado" cometido pelo paciente "desavisado". Se sexualidade é manifestação de saúde emocional, vigor físico é imprescindível para a vivência saudável do sexo. Um corpo hipocarregado energeticamente não poderia, segundo Lowen, obter gratificação verdadeira nessa esfera. Por mais que "esse corpo" *falasse* que sua vida sexual é boa.

A bioenergética, em sua compreensão energético-muscular do homem, aponta para certos "cacoetes existenciais" dados pelos tipos caracterológicos. "*Um corpo*" hipocarregado iria apresentar maneiras peculiares de ser no mundo ditadas pela patologia do caráter. Não queremos contradizer a "verdade" do diagnóstico caractero-analítico, mas chamar a atenção para caminhos tortuosos aos quais a corporificação "selvagem" do paciente conduz. O outro à nossa frente pode facilmente transformar-se em "um corpo" que diz a verdade, opondo-se a "uma mente" que (perdoem o trocadilho) *mente*. A bioenergética fala constantemente na cisão mente/corpo, mas pode incorrer no mesmo erro ao enfatizar demasiadamente a corporalidade. A hipertrofia dessa concepção acabaria fazendo-nos considerar o homem como um "campo energético de carne", que existe somente por meio de sua corporalidade.

Para Lowen, o neurótico *fala sobre seu desejo sem ter consciência autêntica do* locus *desse desejo* que, invariavelmente, é a instância corporal; por isso, é preciso certo cuidado ao fiar-se no discurso do paciente, "sabidamente um neurótico". Lowen considera que as palavras podem "iludir um terapeuta incauto", pois a personalidade inclui tanto os aspectos psíquicos quanto os físicos e, de certo modo, a fala tem a função de traduzir a corporalidade por meio de códigos lingüísticos. Desse modo, ao fiar-se apenas no verbo o sujeito confundiria símbolos com realidade.

Segundo Lowen, a bioenergética se apresenta como proposta "inovadora" principalmente por abrir a possibilidade de se atentar para um "novo" discurso: o do corpo. As aspas são apenas para demonstrar que, na verdade, não há realmente grande novidade nisso, nem Lowen "descobriu a pólvora" psicoterápica. Há, sim, um mérito nas idéias lowenianas, mas este se deve mais à tentativa do autor de sistematizar métodos e técnicas psicodiagnósticas e terapêuticas na busca de um fazer clínico mais efetivo.

Lowen trata de considerar os "males" da racionalização e da intelectualização como os grandes responsáveis, segundo seu ponto de vista, pelas mentiras que encobrem a verdade corporal. Eis uma visão antiintelectualista que provém diretamente de Reich, que diz que o intelecto tem o poder de tanto aproximar o homem da realidade afetiva quanto de afastá-lo dela.[13] Desse modo, é possível entender-se as críticas lowenianas a "certos intelectualismos" (não a toda manifestação intelectual). Certamente, a racionalização permite que o sujeito se afaste das realidades externa e interna. É necessário, contudo, certo cuidado com esse tipo de crítica, pois pode levar a um "corporismo cego e burro". Se o intelecto engana o incauto, o mesmo pode acontecer com o corpo. É verdade que o intelecto pode constituir-se em forte defesa contra a análise; mas o próprio Reich, em sua fase "verbal", já mostrara um caminho para se lidar com esse tipo de problema: *trabalho sistemático com as resistências, ou trabalho no âmbito da transferência negativa*.[14] Em outras palavras, isso já era trabalhado por Reich muito antes da criação da vegetoterapia. Lowen assinala um caminho, não o *único caminho* para se atingir esse objetivo.

Para referir-se à necessidade de uma "ótica" corporal como algo fundamental no processo psicoterápico, Lowen aborda a questão da transferência e assinala uma característica que, em sua opinião, serve para "intensificar" ainda mais o amor transferencial: o *setting* analítico (em que, via de regra, o analista procura manter sua postura mais "isenta") acabaria por transformá-lo em uma espécie de "objeto platônico de paixão", pois é mais amado quanto mais distante e inalcançável estiver do paciente. A bioenergética propõe uma abordagem mais direta e, de certa maneira, menos "espiritualizada" da transferência. O autor tece críticas à abordagem da transferência como é classicamente realizada pela psicanálise, contudo, utiliza-se das mesmas formas de compreensão discursiva consagradas pelo método analítico: aponta que, caso haja espaço para o contato físico em um contexto no qual o analista mostre-se como um ser palpável, o paciente poderá falar de seu amor diretamente ou manifestá-lo na forma de sonhos, atos falhos e demais manifestações verbais ou "verbáveis".

O toque em psicoterapia é sempre uma questão polêmica: sabemos das "lendas" que correm soltas pelo mundo *psi* a respeito dos terapeutas corporais que envolvem-se sexualmente com seus pacientes. Obviamente, a bioenergética nunca pregou a necessidade de se atuar a paixão transferencial, mas sim de que o paciente possa, auxiliado pela figura "protetora" do terapeuta, vivenciá-la indiretamente, por meio das técnicas. Um bioenergeticista *toca* seu paciente; Lowen coloca que isso é efetivo no sentido de se desmistificar a figura do terapeuta, aliviando a carga erótica geralmente associada a ele. Fazendo um paralelo com a medicina, um médico também toca seu paciente; não com a intenção de excitá-lo, mas de tratá-lo. O toque é firme e caloroso na bioenergética, e não mero carinho. O autor tenta mostrar que o afastamento físico do analista impede um bom trabalho com a transferência. A análise de conteúdos inconscientes, por si só, não procederia o "desentalamento". Em suma, partindo-se da ação terapêutica no corpo é possível, segundo Lowen, o salto para abordar-se a questão transferencial em seu aspecto ideacional. Dessa forma, enfatiza a síntese verbo/corpo, mas que só pode ocorrer realmente na presença do exercício. Caso contrário, falar sobre o amor à figura do terapeuta seria apenas "falar sobre".

Lowen acusa a psicanálise de supervalorizar o ego (no qual residiriam, segundo acredita, os males da racionalização), negando, conseqüentemente, as matrizes orgânicas do ser. Na verdade, todas as ditas teorias "verbais" acabam por ser aqui criticadas. De acordo com essa afirmação, é geralmente o intelecto que tem de ceder durante o processo psicoterápico.

O autor faz uma afirmação taxativa: a pessoa em contato com seu corpo, sentimentos e sensações não mente. Tal consideração nos levaria a supor que, para a bioenergética, o neurótico, cuja interpretação de si próprio é considerada errônea, *fala-se* inverdades e tenta-se moldar seu corpo a elas, a essas falas distorcidas.

Continuando a afirmar a importância da saúde psicofísica, Lowen diz que as dificuldades sexuais estão intimamente relacionadas não somente às tensões musculares como também ao enrijecimento pélvico e à espasticidade da musculatura das pernas, além da restrição respiratória. Ao mostrar esse quadro corporal, o indivíduo demonstra estar "doente": seu corpo não apresenta a graça natural das crianças e dos animais. Se não se pode tirar do homem seu processo de aculturação, deveria ser possível ao menos, segundo o autor, uma maior aproximação desse estado gracioso natural, que subsidia todo e qualquer processo mental.

De maneira geral, a etiologia das disfunções sexuais atesta, segundo a bioenergética, a importância do trabalho corporal para que o tratamento obtenha sucesso. Em relação à ejaculação precoce, especificamente, Lowen tenta mostrar que "só as palavras não bastam", afirmando que um homem que tenha esse problema pode até confrontá-lo conversando francamente com a parceira, pois tal tipo de diálogo é uma das melhores formas de superar dificuldades sexuais, mas isso não funcionará se o sujeito em questão estiver atado a conflitos neuróticos. Lowen acredita que a ejaculação precoce representa o temor do homem em relação aos movimentos sexuais. Observando indivíduos portadores de tal disfunção, coloca que há neles rigidez corporal, manifesta por inflexibilidade nas costas (região lombo-sacral) ou na coluna vertebral, o que dificulta os movimentos de extensão, reduzindo, conseqüentemente, a mobilidade do corpo, principalmente da região pélvica. Além disso, acrescenta que esses pacientes possuem espasticidade em vários grupos musculares, entre eles, *iliopsoas*, que flexiona a pelve para a coxa, e o *levator ani*, que forma o soalho pélvico. Graças a todas essas tensões musculares, o corpo não consegue conter a excitação sexual (carga energética), que acaba fluindo imediatamente para os órgãos sexuais, excitando-os além de sua capacidade.

Se os problemas sexuais de ordem "operacional", como pudemos observar, são provocados por desordens psicofísicas, o "bate-papo honesto" com a parceira de nada adiantaria. A menos que Lowen possa admitir que outros fatores, que não os "psicoarqueológicos esculpidos no corpo", possam também causar distúrbios na sexualidade. Pelo menos é isso que sexólogos do mundo inteiro tentam dizer sem que, para isso, o paciente precise ficar anos a fio em análise (ou algo do gênero) para voltar a obter satisfação sexual.

Outro item importante a ser considerado na obra é a "ditadura da saúde", que fica clara quando Lowen aborda o homossexualismo, tentando explicá-lo de acordo com sua teoria. O autor utiliza-se de um exemplo clínico, John, para mostrar que a combinação de uma mãe sedutora e de um pai rejeitador pode ser um dos fatores que levam o indivíduo a tornar-se homossexual. Em função dessa dinâmica familiar, os sentimentos sexuais da criança em relação ao genitor do sexo feminino são, conseqüentemente, amortecidos pelo tensionamento de regiões específicas do corpo, tornando-o desvitalizado.

Mesmo considerando importantes os assinalamentos de Lowen sobre a dinâmica homossexual, parece haver uma certa "expectativa normatizante" em seu trabalho. Mas o que teria isso a ver com o lugar da fala na teoria? Há uma *fala implícita* por trás das premissas de saúde sinalizadas pelo autor, como se fosse esperado que o paciente pudesse, um dia, dizer algo do tipo: "Agora eu gosto das mulheres.

Estou livre!". Apesar de este trabalho não visar a um entendimento profundo do homossexualismo, seria possível estender os comentários lowenianos também à homossexualidade feminina. O autor também busca explicar o comportamento "lésbico" como "desvio" da normalidade. Lowen acaba conduzindo o discurso homossexual a uma condição de debilidade ou de paralisia afetiva. Em outras palavras, a "fala homossexual" seria sempre um lugar de dor e desamor. No caso de John, depois de cerca de um ano de terapia, Lowen chega a afirmar que o problema homossexual não havia ainda sido solucionado; mas, felizmente, os encontros homossexuais do paciente estavam se tornando cada vez menos prazerosos e ele já conseguia ter sentimentos ternos e calorosos por mulheres. Não fica realmente claro se o fato de o paciente não terminar o processo psicoterápico sem estar engajado em condutas heterossexuais é considerado um fracasso do tratamento; contudo, ao tratar de homossexuais, Lowen tem a esperança de poder "desentortá-los", ou melhor, "devolvê-los ao normal". Parece que, influenciado por certa crença em um naturalismo absoluto, persegue a idéia de que só é possível um relacionamento autêntico entre duas pessoas se esse ocorrer no âmbito da heterossexualidade, pois "é assim que as coisas devem ser". Obviamente, não se pode esquecer que o homossexualismo era, até pouquíssimo tempo atrás, considerado uma perversão da sexualidade humana. Vários autores (inclusive Freud e Reich) trabalharam sob essa égide. O que vale salientar, mesmo assim, é que o autor espera do paciente uma espécie de "fala de redenção homossexual", e todo o empenho terapêutico está destinado a fazê-la emergir. Aliás, "esperado pelo autor" é o termo mais aceitável aqui, pois não se pode generalizar essa expectativa, estendendo-a a todos os bioenergeticistas – felizmente, já que comungar cegamente com ela implicaria tentar "curar" (ou, pior ainda, "salvar") homossexuais do "flagelo *gay*". Não que a bioenergética prometa a "cura" para a homossexualidade, mas seus exemplos de caso sempre acabam com o paciente desenvolvendo algum tipo de prática heterossexual, quer seja explícita (mudança real do comportamento sexual) ou não. Mesmo quando o paciente não "vira" heterossexual, permanece nele, de acordo com a fala loweniana, certa "promessa de heterossexualidade"– como aparece no caso de John. Teoricamente, pelo menos, Lowen considera que "homossexualismo tem cura" ou que a tendência homossexual pode ser reduzida, mesmo que nem sempre as marcas físicas do homossexualismo (história muscular) possam ser completamente erradicadas.

Não cabe neste trabalho uma análise crítica mais detalhada na visão bioenergética de homossexualidade. Por enquanto, fiquemos com a idéia loweniana de que as tendências homossexuais são "tatuadas" no corpo mal-amado do sujeito, e o autor acaba promovendo uma "ditadura da saúde".

3. O CORPO TRAÍDO

Título original: *The betrayal of the body*
Copyright © 1967 by Alexander Lowen
São Paulo, Summus, 1979.
Tradução: George Schlesinger

Essa obra trata fundamentalmente do caráter esquizóide e denuncia a negação do corpo como um dos principais responsáveis por tal formação caracterológica. No livro, Lowen aponta as restrições de uma abordagem unicamente verbo-orientada no tratamento desse tipo de neurose.

O final dos anos 60 e o início dos anos 70 foram marcados pelo surgimento do psicodelismo e da "moda oriental", cujos líderes eram alguns gurus "adotados" pelo Ocidente, como Sri Chinmoy, Meher Baba e Bhagwan Sheree Rajneesh. Será que todas essas buscas de estados alterados de consciência somadas ao aumento do consumo de drogas não significariam uma tentativa de fuga da realidade? É o que diz Lowen.

Mas a essa altura, as drogas já não eram mais apenas uma forma de contestação juvenil ou de "caminho das perdas" para a conquista do autoconhecimento. A América enfrentava sérios problemas nesse sentido. A geração *Woodstock* se apavorava diante da morte de Jimi Hendrix e de Janis Joplin, ambas por *overdose* e ocorridas em 1970, ano de publicação de *O corpo traído*. No final desse mesmo ano, ainda, John Lennon anunciava ao mundo: "O sonho acabou". Foi o fim dos Beatles e o abalo de toda uma concepção "cor-de-rosa" acerca dos problemas humanos. A contracultura fora inteiramente absorvida pelo sistema e transformada em bem de consumo, adulterando-se assim seu verdadeiro significado. (Lowen, no ano seguinte, "responderia" a todo esse desencanto com outro livro.)

Em *O corpo traído*, Lowen trata fundamentalmente do caráter esquizóide, focando as implicações tanto psicológicas quanto corporais desse tipo de personalidade. Durante o texto, ele tratará novamente das questões relativas à fala, seus alcances e limitações no processo psicoterápico.

De início, aponta uma peculiaridade esquizóide que se revela no dualismo mente-corpo: a existência de dissociações entre imagens e realidade, ou, em outras palavras, entre mente e corpo, pois devemos lembrar que a realidade para Lowen é basicamente tudo aquilo que o indivíduo pode experienciar corporalmente, tanto as impressões do mundo externo quanto as emoções e as sensações do mundo interno.

Para Lowen, o esquizóide traiu seu corpo, negou-o, amedrontado pela dor da rejeição materna. Apavorado diante da possibilidade real ou imaginária de aniquilação, não teve outra opção para sobreviver a não ser cindir-se, perder o contato com suas pulsões orgânicas, afastar-se dos desejos corporais. A partir da cisão, podemos fazer algumas considerações implícitas e explicitar outras, todas relacionadas à palavra.

O autor coloca que, na personalidade esquizóide, a cisão não se dá somente entre a razão e a emoção, mas também – e principalmente – entre o corpo e o ego ("eu mental"). Acrescenta que há várias maneiras possíveis de se obter esclarecimento acerca dessas duas identidades: a aparência e motilidade do corpo, suas atitudes em relação à vida, testes projetivos e desenhos de figuras humanas, e, além disso, as declarações da pessoa a respeito de seus sentimentos e pensamentos. O discurso poderia ser, então, de grande valia para diagnosticar-se um tipo esquizóide. Além das técnicas de leitura corporal, a *fala* (que expressa sentimentos e pensamentos, que revela o passado) é levada em conta. Lê-se o corpo, lê-se a fala, como em qualquer outro tipo de caráter. Mas abordar o esquizóide unicamente por meio da palavra seria, para Lowen, quase um contra-senso. Para justificar suas convicções, evoca Fenichel e Weiner.[15] Segundo Fenichel, o indivíduo esquizóide substitui o sentimento do contato real (inclusive a necessidade de toque físico) com as demais pessoas por pseudocontatos, que assumem a forma de palavras. Weiner irá acrescentar que a principal queixa do tipo esquizóide é a incapacidade de sentir emoções.

As afirmações de Weiner acerca de um típico discurso esquizóide apontam para um dos maiores problemas no tratamento desse tipo caracterológico, pois as palavras, pseudocontatos, iludem. Pensa-se, muitas vezes, que o paciente está em contato com seus sentimentos, mas ele está apenas "falando sobre", sem qualquer emoção real. Essa "racionalização encoberta" (uma espécie de mentalização dos afetos) confunde até os mais experientes terapeutas. Perguntar a um esquizóide, por exemplo, o que sentiu em determinada situação relatada por ele na sessão é pouco produtivo. Mas nem sempre o racionalizar sentimentos é uma atitude transferencial negativa ou uma resistência. Ocorre que a única maneira de o esquizóide sentir é por meio do plano mental. Foi o que aprendeu. O sentimento autêntico, visceral, está por demais afastado da consciência devido à potencial ameaça na qual se constituiu. Resumindo, nesse tipo caracterológico, as palavras ao mesmo tempo sugerem diagnóstico (primeiro passo na edificação da cura) e tornam-se resistência caracterológica à terapia.

Mais adiante, Lowen volta a enfatizar a temática das palavras ao referir-se à dominação do ego sobre o corpo, vigente em nossos dias. Imagem torna-se antítese corporal materializada na forma de palavras: estas são usadas com o objetivo de se estabelecer uma identidade via ego. O autor aponta que, na ânsia de encontrarem sentido para suas vidas, as pessoas do mundo moderno voltam-se para as palavras em vez de buscarem seus sentimentos. No plano afetivo poderia estar, de acordo com a ótica loweniana, algum sentido existencial importante que escorrega para fora do verbo. O remédio para não se deixar iludir pela linguagem seria, na opinião do autor, o retorno ao corpo como base da existência, lugar esse que passou a ser atribuído ao ego, pois a pessoa que se identifica com seu corpo está ancorada na realidade, a salvo do logro das palavras que, como costumeiramente afirma o autor, enfeitiçam o incauto.

A proposta bioenergética não é instalar uma "corpocracia" que guilhotine o ego do sistema psíquico. Trata-se mais de adequar imagem e experiência corporal, conhecimento vivido *na* e *pela* carne. É interessante, inclusive, a corporalização que o autor faz do conceito de *compreensão*: *understanding* dividindo-se em *under* (abaixo) e *standing* (estar de pé). Isso significaria entender compreensão como "estar sobre as próprias pernas", em sentido metafórico e também corporal. Metaforicamente, estar centrado na realidade, no aqui-agora. Corporalmente, alude-se ao conceito bioenergético de *grounding*,[16] que significa esse centramento, inclusive realizável e treinável por meio de exercícios específicos que possibilitam contato mais pleno dos pés com a terra, além do fortalecimento das pernas para "agüentarem" a realidade externa e a interna.

Lowen sempre busca o correlato palavra-corpo, ou palavra-movimento e faz algo semelhante com relação aos olhos. No esquizóide nota-se um forte bloqueio do anel ocular, o que energeticamente impede o contato efetivo (e afetivo) com o outro. Semelhante na forma e divergindo no grau de severidade, o olhar esquizóide assemelha-se ao chamado "olhar do esquizofrênico", que parece não olhar para lugar algum, atravessando o que (ou quem) quer que fitem. É morto e inexpressivo. Um olhar "energético", vivo, seria semelhante à *palavra energética*, carregada de sentimento autêntico, *cheia*.

Para o autor, ego e corpo são elementos inseparáveis para a real compreensão tanto do mundo interno quanto do externo. O contato com o corpo dá ao ego a compreensão da realidade interna; o conhecimento, da externa. Mas onde se encaixaria a problemática das palavras nesse modelo dual interativo? O próprio autor assinala, afirmando que a função do ego é testar a realidade; porém é comum que acabe por dominar a personalidade, passando a ditar a realidade pelas palavras e imagens. Se, por um lado, o ego tirou o ser humano das trevas do obscurantismo, por outro, segundo Lowen, serviu para aprisionar-lhe a percepção. O autor procura demonstrar que, na psicanálise, a instância egóica acabou sendo elevada à categoria de soberana. A crítica loweniana visa alertar para o quanto, em nossa cultura, o *self* individual é ignorado em troca dos suportes sociais "ego-enaltecedores". Nessa medida, propõe o retorno ao natural, ao orgânico, onde se encontraria o verdadeiro sentido existencial.[17]

Lowen salienta diversas vezes no decorrer da obra a preocupação com a reconciliação corpo-mente, palavra-afeto visceralizada. O processo analítico, de acordo com a concepção proposta, propicia o *insight*, conhecimento da face oculta do universo psíquico. O paciente *fala* e sua fala é traduzida para a linguagem do inconsciente. (*Insight* como luz interna, luz na escuridão interior, que, iluminada, deixa de ser tão assustadora.) A psicanálise crê que conhecer tal fantasmagoria constitui-se na cura. Para Lowen, não; essa é uma premissa necessária, porém insuficiente. Há na neurose couraças, transubstanciação do sofrimento psíquico. A doença afetiva, assim, é tornada carne, músculos.

Apesar de a psicanálise ser constantemente utilizada como interlocutora em sua obra, Lowen não se considera um crítico das idéias freudianas; posiciona-se mais como um autor que aponta as incompletudes da teoria analítica. No retorno do homem ao seu estado natural (ser-corpo) e na preocupação com as questões econômico-libidinais, nota-se o pensamento reichiano reverberando e vivo nas afirmações lowenianas.

O esquizóide não apresenta, para o autor, problemas na esfera verbal. Não há, segundo Lowen, discurso capaz de libertar o sujeito. Não há *palavra mágica* que o tire da prisão do corpo. Falar de amor não o ajuda a amar de fato. Mas é preciso notar que esse falar desvinculado do corpo é sinal inequívoco da esquizoidia. O terapeuta corporal atento a essa manifestação cindida formula uma hipótese diagnóstica antes mesmo de propor técnicas bioenergéticas. O olhar morto, a fala deslocada do afeto são indícios que, por si sós, já levam a pensar pelo menos em *traços esquizóides* (o que é diferente de caráter esquizóide, mas já permite que algumas hipóteses possam ser elaboradas). Fazendo essa leitura, adentra-se no campo da corporalidade mesmo antes de se trabalhar com os exercícios específicos para o desbloqueio energético.

Para demonstrar que a bioenergética encara as dimensões corporal e verbal como uma estrada de mão dupla, seria útil evocar um dos tantos casos clínicos trazidos por Lowen nessa obra. A paciente se chama Sally, uma bailarina. Lowen dá um exemplo de *interpretação bioenergética*.[18] A paciente havia sonhado várias vezes que seus dentes caíam no instante em que tentava morder. O autor diz-nos que esse tipo de sonho precisa ser interpretado no sentido literal e figurado. Sally era incapaz de *"dar uma boa mordida nas coisas"* ou de *"cravar os dentes na vida"*,[19] e isso representava grande parte de seus problemas fundamentais. Lowen comenta que o queixo da paciente era realmente tão tenso que ela mal conseguia abrir totalmente a boca, e seus movimentos para a frente e para trás eram restritos. Interpretações bioenergéticas como essa referem-se sempre à interação dinâmica das partes do corpo do paciente, e são comumente trabalhadas pelos sonhos que demonstrem harmonia ou desarmonia corporal. É interessante notar que os exemplos lowenianos dessa categoria de trabalho verbal são relativamente abundantes. Não poderíamos afirmar que os pacientes lowenianos são os únicos que sonham corporalmente, mas é bem provável que a própria abordagem bioenergética facilita a emergência de tais conteúdos oníricos justamente em função da perspectiva holística corpo-mente. Assim, o paciente tratado por meio do trabalho corporal tem condições de se expressar psiquicamente via corpo, e o sonho aponta novas possibilidades de intervenção direta nessa instância. Além disso, o próprio sonhar corporalizado pode referir-se a importantes *metáforas* de estados existenciais ainda deficientes.

Na abordagem corporal, mesmo a análise dos sonhos passa a ter um sentido físico. Sally não conseguia "morder" devido a tensões específicas no queixo e mandíbulas ou, por não se permitir agir de maneira agressiva, buscando o que lhe pertencia, acabou contraindo cronicamente essa região? Não importa o que surgiu primeiro. A relação corpo-psiquismo é circular, não linear. Mas a forma de entender os fenômenos corporais e mentais está sempre atrelada ao procedimento que o terapeuta decida adotar.

Vale aqui fazer um parêntese, já que estamos falando de interpretação de sonhos e de metáforas corporalizadas. Uma outra possibilidade de compreensão das "corporalidades oníricas" – que, de certo modo, em muito se assemelha à loweniana, mas não se utiliza do trabalho corporal – é a tratada por Boss[20] que, por meio da *Daseinsanalyse*, aborda o sonho de uma paciente, estudante de medicina, que estava em análise havia três meses. No sonho, a paciente acordava com a sensação de estar com a boca cheia de grãos. Ao cuspi-los, percebeu não se tratar de grãos, mas de seus próprios dentes que caíam apodrecidos. A intervenção de Boss em relação à paciente vale ser citada:

> Talvez você possa reconhecer que não são apenas os seus dentes físicos que estão sendo devastados, como em sonho, mas que a sua inteira relação existencial com o mundo ao qual pertencem os dentes está num estado de sublevação? Estou me referindo ao potencial de apropriar alguma coisa, de trazê-la para sob o seu domínio de modo a assimilá-la – e isso não se aplica somente à nutrição material. Existe uma outra maneira de agarrar as coisas, apreendendo-as conceitualmente antes de "assimilá-las" na nossa compreensão do mundo. Quem sabe você já tenha começado a suspeitar que no curso dos seus poucos meses de análise a sua maneira anterior de aprender as coisas, o modo pelo qual você chegava a um acordo com o seu "mundo", não está funcionando? Será possível que a "visão do mundo" antiga tenha caído por terra?[21]

Boss assinala ainda que os dentes são a esfera física da possibilidade humana de agarrar, de morder e apreender. Segundo o autor, é comum que os pacientes tenham sonhos desse tipo, pois no processo analítico, cedo ou tarde, a visão de mundo que possuem é desafiada pelo analista. Esta é apenas uma outra maneira de se utilizar o corpo como representante de um aspecto da existencialidade. A diferença entre a interpretação de Boss e a de Lowen parece jazer no fato de o primeiro não privilegiar o corpo, mas simplesmente considerá-lo entre outros fatores, ao passo que, de acordo com a ótica loweniana, a corporalidade é prioritária em qualquer consideração existencial e terapêutica que se venha a fazer.

Ainda insistindo nesse raciocínio, atentemos para outra colocação loweniana que "encaixa" o discurso em um diagnóstico caractero-analítico. Quando o paciente diz: "Não sei quem sou", está dizendo: "Não sei o que sinto, nem tampouco do que necessito. Não sou capaz de amar". Ou seja, sua corporalidade está bloqueada e, como isso, sua existência e todas as demais possibilidades não esquizóides desta. Uma afirmação desse tipo acerca da identidade pode parecer violenta e, talvez, de fato seja, como veremos mais adiante.

Lowen aponta também em *O corpo traído* algumas das características do manejo da transferência na psicoterapia bioenergética que permitem encontrar mais um lugar da palavra: o paciente esquizóide, principalmente, vem à terapia em busca do calor e da aceitação que lhe foram negados quando criança. Para que ele possa estruturar sua identidade, o terapeuta deve agir, algumas vezes, como uma mãe generosa, que permite e apóia. Mas o autor ressalta também os limites dessa maternagem benevolente, dizendo que não é a conduta mais eficiente no tratamento de esquizóides.

Tocar o paciente com o próprio corpo do terapeuta é uma forma de trabalho corporal; propor-lhe exercícios, é outra. Tocar o corpo do outro reconhecendo-o é tentar dar novo rumo à corporalidade traída do esquizóide; é proporcionar a redenção do corpo pelo corpo. Para Lowen, o paciente esquizóide necessita de maior objetivação da realidade. É função do terapeuta propiciar-lhe isso, quer no papel de mãe afetuosa, quer como pai sábio, forte e protetor. De certa maneira, é o que faz qualquer terapeuta (mesmo que não-aderido às premissas corporais); variam, porém, os meios empregados para tal finalidade. Só há um problema: o autor afirma que isso é realmente impossível sem a presença da ação corporal.

Agir ora como mãe ora como pai significa, em essência, dar ao paciente interpretações de mundo interno e externo (ressignificações). Mãe, ventre, útero, entranhas: mundo interno. Pai, a lei, a força imperativa da realidade: mundo externo. Em suma, mundos *mais ternos*.

4. PRAZER

Título original: *Pleasure – A criative aproach to life*
Copyright © 1970 by A. Lowen
São Paulo, Círculo do Livro (Cedido pela Summus, 1986. Publicado originalmente em 1984).
Tradução: Ibanez de Carvalho Filho

Aqui, Lowen questiona o sentido da vida humana, inscrevendo no corpo a chave para uma maior plenitude existencial. Denuncia o grande egocentrismo presente em nossa sociedade, na qual o grande *goal* ainda é a auto-realização e o sucesso profissional. As pessoas se esquecem de que o corpo é a matriz de toda a possibilidade prazerosa verdadeira. O que não é oriundo do corpo não é prazer, e, sim, miragem egóica. A obra trata também de um conceito fundamental da bioenergética: o prazer como orientação primária do ser humano.

As "antenas lowenianas", sempre atentas, haviam captado a tendência ao hedonismo e ao "aproveite a vida ao máximo", ressurgidas na América do final dos anos 60, que acabaram substituindo o moralismo e as proibições socioculturais aos desígnios do corpo existentes até então. Para Lowen, essa mudança de costumes e de retórica em muito pouco alterou a condição do homem, ainda um prisioneiro de si mesmo.

Em *Prazer*, o autor afirma que no corpo está a possibilidade de experienciar-se a existência norteada pelo prazer. Essa consideração assemelha-se a uma *corpação* daquilo que se chama comumente de "ser feliz". Prazer é liberar o corpo de suas amarras para que se expresse emocionalmente, readquirindo seus ritmos espontâneos. A energia corporal acaba, em nossa cultura, sendo empregada na consecução de atividades ligadas à auto-realização, ao sucesso e à posse material. Quanto mais se possui, mais se consegue manipular a opinião alheia e melhor sucedido se é. Pouco espaço resta, assim, para a vivência plena do amor "desencouraçado", traduzido na sexualidade vivenciada de maneira isenta de culpas e necessidades de *performances*. A busca da criatividade passa, para Lowen, pela busca de um corpo capaz de movimento solto e gracioso.

O otimismo, marca constante do autor em todas as suas obras, é tônica fundamental em *Prazer*. Lowen não vê o ser humano como uma criatura acorrentada a um existir vazio de significados originários, margeado pelo nada que o antecedeu e pelo nada que lhe advirá.

O homem loweniano almeja a realização somática de seu potencial energético, antes de mais nada. Nesse sentido, a bioenergética assemelha-se a um "fazer acordar" o outro, como se esse fosse um carro que precisasse "pegar no tranco" por estar com bateria arriada.

Na bioenergética o corpo "acorda" e o ego deve render-se à força imperativa dos processos orgânicos, perdendo assim seu reinado no qual edifica-se como senhor que intermedia o mundo interno e o externo. Aliás, muitas dessas intermediações são realizadas pela palavra, pelo "Eu sinto", "Eu faço", "Eu sofro", "Eu desejo". Palavra que se mete entre os acontecimentos emocionais do corpo (realidade subjetiva) e o "mundo além dos contornos da carne"(realidade objetiva).

As *corpações* lowenianas aparecem claramente quando o autor reflete acerca dos motivos que levam as pessoas a buscarem auxílio psicoterápico. O sofrimento subjetivo é concebido além de qualquer manifestação discursiva imediata e inicial. A chamada "queixa do paciente", que deveria indicar a demanda a ser aceita pelo terapeuta, não o é de chofre. Ou seja, uma fala do tipo: "Sinto-me solitário" ou "Não encontro motivos para continuar vivendo", por exemplo, acaba sendo lida além de si mesma; não como um discurso sobreposto a outro discurso encoberto (inconsciente), que representa a verdadeira demanda, o verdadeiro pedido de ajuda. Um distúrbio é sempre um desarranjo orgânico, ou melhor, bioenergético. O real motivo que conduz pacientes aos consultórios "psi" é, na verdade, de acordo com Lowen, a incapacidade para sentir prazer, traduzida por ansiedade, sensação de inadequação, depressão ou qualquer outro nome que se queira dar. A vida sem prazer torna-se destituída de sentido. E o sentido está no corpo.

Lowen, aqui, "fala da fala" em dois aspectos que merecem ser distintos:

1) A fala como discurso, que revela fragmentos do inconsciente, objeto de trabalho analítico, cujo objetivo não se altera em relação à concepção psicanalítica original: fazer vir à luz o que estava nas trevas.
2) A fala como processo mecânico, intimamente relacionada com o soma, assim como o são os ruídos peristálticos, os batimentos cardíacos e o pulsar das células; essa é a sinfonia do corpo. Ao escutá-la, o psicoterapeuta pode identificar problemas funcionais e dirigir seus esforços em direção à resolução deles. Acaba atuando como um mecânico bem treinado que detecta alterações no motor somente ouvindo seu som. Trata-se mais de uma escu-

ta *da forma* do que propriamente *do conteúdo*. Encaixa-se aí a "boa" ou a "má" fala. Relacionado a esse segundo aspecto, Lowen enfatiza a importância dos exercícios bioenergéticos para que se devolva à voz seu vigor natural. Dissolvendo-se as couraças, o próprio falar tem a possibilidade de tornar-se mais vivo.

A tarefa de um terapeuta bioenergético parece ser dupla: ouvir o discurso, identificando a história, e estar atento aos sinais vocais que denotem disfunção biopsíquica.

É notória a mudança de *status* sofrida pela palavra nas mãos de Lowen. A fala torna-se lugar do sujeito, pois o designa, e é *corpada* justamente por não ser tão poderosa, se isolada de seu contexto orgânico. Palavra não é sentimento; é inscrição do sentimento no corpo do discurso. Sentimento e percepção de sentimento passam pelo soma. Para a bioenergética, tudo o que uma pessoa sente é o seu corpo. Um corpo pouco sensível implica um sujeito pouco responsível aos afetos e à própria vida. Não seria muita ousadia completar tais considerações lowenianas com: *não há sentimento somente no plano do verbo*. Pode-se falar sobre o sofrimento com todos os requintes que a língua fornece, porém isso não se constitui no cerne da experiência do sofrer. (Parece que o posicionamento de Lowen compraria uma certa briga com a concepção lacaniana de linguagem.)

5. O CORPO EM DEPRESSÃO

> Título original: *Depression and the body: the biological basis of faith and reality*
> Copyright © 1972 by Alexander Lowen, M.D.
> São Paulo, Summus, 1983.
> Tradução: Ibanez de Carvalho Filho

Aqui Lowen inscreve a depressão na corporalidade de forma definitiva, criticando qualquer outra abordagem que não considere o correlato corporal dessa patologia, pois as implicações físicas seriam, de acordo com sua visão, inegáveis e inescapáveis. A premissa loweniana de que tratamento psicoterápico verbal é apenas "tratar pela metade" aparece, nesta análise, como tônica: levando-se em conta que a teoria considera o processo depressivo como um fenômeno energético, se há falta de energia, pouco adiantariam simplesmente as palavras. É necessário primeiramente *energizar* o corpo por meio do trabalho com exercícios bioenergéticos. Lowen não nega que corpo e mente sejam uma estrada de mão dupla na qual há mútua influência, mas a vertente proposta (apesar de holisticamente orientada) inicia-se sempre via corpo.

Em *O corpo em depressão*, Lowen busca examinar as causas e as implicações biológicas do fenômeno depressivo. Fala-nos em *ilusão, falta de fé na vida* e *oralidade* vivenciada de maneira traumática. Segundo diz, vivemos perseguindo objetivos irreais que não se relacionam diretamente com nossas necessidades básicas. Para ele, tais necessidades seriam: amor, aceitação, auto-expressão (do *self* como fenômeno corporal) e liberdade. O que acaba acarretando depressão são barreiras internas que restringem as possibilidades expressivas e afetivas do corpo.

O depressivo viveu uma traição primeira na relação com sua mãe. Ela pode ter sido fria, rejeitadora, freqüentemente propiciando um período conturbado ou curto de amamentação. Parece que, de acordo com Lowen, a oralidade é um dos componentes principais desse tipo de distúrbio, pois considera que a depressão é um choro que pede amor. Dessa forma, só o próprio choro poderia ser a saída do estado depressivo, na medida em que representa o reavivar do pedido original de amor que precisou calar-se. Esse choro deve ser "desentalado" do deprimido, ganhando espaço pleno de manifestação. Assim como o orgasmo "bioenergético" deve envolver o corpo todo, o mesmo se dá com o choro do paciente deprimido. Eis a premissa básica do trabalho corporal: devolver ao corpo o que ao corpo pertence para que o sujeito possa libertar-se da prisão auto-imposta.

Segundo Lowen, os deprimidos têm o choro congelado. O autor usa como exemplo um bebê, que foi deixado chorando pela mãe para "aprender a não ser tão mimado". Inicialmente, chorará de forma intensa; gradativamente, deixará de fazê-lo, pois, em algum nível de sua consciência, sabe que não adiantará. Não receberá o que precisa. Oralidade e ilusão tecem a trama da depressão; isso pode ser constatado se antes for apontada uma outra fala de Lowen a respeito da ilusão: os deprimidos acalentam a fantasia secreta de que, um dia, serão salvos, não mais terão motivos para chorar pela mãe ou pelo pai ausentes. Dessa maneira, suas buscas na vida são expressões simbólicas da tentativa de reencontrar o continente afetivo, de recuperar o amor perdido.

O homem moderno funda sua procura de felicidade sempre em valores externos, como fama e dinheiro. Ilude-se ao acreditar que, se for famoso e rico, será amado, considerado. O ego infla-se. E as necessidades egóicas acabam por substituir as verdadeiras necessidades do *self*. Quando a ilusão desaba, desaba também o iludido. Daí ser tão comum falar-se em "depressão reativa" diante de uma falência financeira ou ao término de um relacionamento afetivo. Lowen não acredita que a depressão "despenque dos céus" na cabeça do sujeito. Trata-se sempre de uma predisposição psíquica; caracterológica, para ser mais preciso; bioenergética, para ser *ainda mais* preciso. A imagem do bebê cuja mãe não se encontrava realmente disponível às suas necessidades será sempre evocada durante o livro.

Analisando-se essas considerações iniciais, sem a premissa bioenergética, seria viável considerá-las como consígnias de qualquer abordagem verbal. Lowen fala em assentar o sujeito na realidade, em fazê-lo perceber suas ilusões, em gradativamente trabalhar no sentido de auxiliá-lo a tornar-se consciente dos motivos que o levaram a erguê-las para, então, poder abandoná-las e viver sobre bases mais sólidas. Contudo, o autor assinala que tais "bases mais sólidas" são inegavelmente corporais. O deprimido expressa-se "deprimidamente" em sua fala.

Existem, é fato inquestionável para qualquer abordagem psicoterápica, um falar depressivo e um existir depressivo que se manifestam também no *setting* terapêutico. O autor apresenta alguns exemplos de casos nos quais aparece uma expressão verbal, tanto faz se implícita ou explicitamente proferida pelo paciente, que pode ser entendida como uma espécie de marca da depressão: o "Para quê?". "Para que lutar? Para que chamar por ajuda? Para que gritar por minha mãe quando sei que ela não virá?"

As orientações lowenianas a respeito do objetivo autofundante do processo terapêutico com depressivos são, sem dúvida, importantes; porém, a fé na realidade é uma esfera da depressão que só se evidencia em nível corporal. Lowen mostra que ter fé na realidade não é simplesmente dizer: "Eu acredito". Essa fé se edifica organicamente, ou seja, inicia-se por meio da relação mãe-bebê e baseia-se na maneira como ocorre a interação nessa díade. A figura do pai vem algum tempo depois.

O primeiro contato do bebê com o mundo externo se dá em função da realidade corporal estabelecida na relação com a mãe, e essa relação irá fundamentar toda a futura vida afetiva do indivíduo. Afeto é, antes de tudo, uma condição somática, de troca de calor e energia; afinal de contas, o homem é um animal de sangue quente; necessita de calor e de proximidade para que seus movimentos respiratórios sejam aprofundados. Caso isso não ocorra, sua respiração tende a se tornar superficial, fraca e irregular. Para a bioenergética, a respiração produz o combustível para o fogo da vida. Analisando-se o fenômeno da depressão, por intermédio dessa premissa, poderíamos considerar que os deprimidos possuem um "fogo" bruxuleante e débil. (Eis uma possível *metáfora corporal* da depressão.)

Seria correto afirmar que a fé na vida, para Lowen, só pode ser concebida se primariamente calcada no corpo, pois, biologicamente, ela é alimentada pelo amor e pela devoção que os pais propiciam a seus filhos. Estes, quando crescerem, levarão adiante esse legado orgânico, condição primeira do homem. Dedicarão a suas crias o mesmo amor e o mesmo calor que receberam quando crianças. Daí, pensando-se em uma cadeia causal, seria possível conjecturar que pais frios foram crianças que receberam pouco e tenderão a transmitir suas misérias afetivas aos filhos.

Lowen afirma que o paciente em depressão, além de não ter fé na realidade, viveu "pendurado" por suas ilusões até o momento em que desabaram ou ameaçaram desabar. Segundo sua concepção, a plenitude tão procurada por nós, humanos, só pode ser atingida se o corpo estiver pleno. Não se pode ensinar o paciente a ter fé; pode-se, no máximo, mobilizar seu corpo para que a fé seja uma experiência de reverberação orgânica. Eis uma região que o verbo não pode alcançar. Não adianta falar ao outro sobre ter fé ou sobre sua falta de fé. A bioenergética tenta ensinar o "caminho das pedras" para a recuperação da fé: conhecer a trilha da carne tocada pelo desafeto.

Um bebê bem alimentado é pleno, confia, tem fé na figura que a ele devota carinho e amor. Deprimidos, via de regra, não receberam esse bônus. Restou-lhes o medo de confiar e novamente serem traídos: as marcas de uma oralidade não-satisfeita.

Nessa obra, Lowen fala a respeito do *hara*, expressão japonesa para designar o ventre (que é o "centro do homem"), remetendo à ligação primeira homem-vida por meio do umbigo. É pelo umbigo que se dá a alimentação e a integração do feto com sua mãe. O *hara*, na verdade, está localizado cerca de cinco centímetros abaixo do umbigo; é um ponto fundamental na maioria das artes marciais (como o aikidô). Estar centrado no *hara* significa estar em harmonia tanto com o mundo interno quanto com o externo, com o Universo inteiro, em última instância. Aparece aqui, como em tantas outras obras, o "Mito do Retorno à Origem", tão proclamado por Lowen, que pode ser entendido também como *metáfora corporal*: a pessoa centrada mantém seu equilíbrio físico e emocional, está com os pés solidamente plantados na realidade, conectada a si mesma.

Lowen acredita que o deprimido precisa "deixar-se ir", atirar-se à vida como uma criança que se atira, confiante, de encontro aos braços do pai sabendo que ele não vai deixá-la cair. Esse retorno é parte do trabalho de fundamentação do indivíduo em sua própria corporalidade. Só se penetra no próprio corpo com o próprio consentimento. Fundar-se é estar conectado à realidade por meio do corpo, mais propriamente, dos pés: o enraizamento (ou *grounding*) propicia essa certeza de estar no mundo centrado na realidade do corpo, em cima das próprias pernas, pronto para qualquer movimento de busca e caminhada. O enraizamento no real é um fenômeno corporal. É possível dar *grounding* (chão) ao paciente de forma verbal; entretanto, o autor concebe o existir humano como uma complexa rede organopsíquica, um acontecer visceral, muscular e eminentemente energético. Se o sujeito se encontra fora da realidade, seu corpo encontra-se fora dela também; isso não é somente um acontecimento que se dê unicamente no nível psíquico. Lowen adverte sobre os obstáculos e as dificuldades encontradas no processo de fundamentação, dizendo que não há garantias verbais para o indivíduo que deseje abrir seu coração para a vida e para o amor; o ato, de abrir-se, em si, é a própria garantia de não se estar só no mundo.

Como o leitor deve lembrar-se, em meu trabalho com Giovana busquei auxiliá-la a encarar seu vazio afetivo e a enfrentar o medo de entregar-se a si mesma, de desejar e poder permanecer fiel a seu desejo. Defrontar-se com seus profundos sentimentos de tristeza, desamparo e raiva pode levar o paciente a apavorar-se. Ceder a eles pode ser percebido como um ato de fraqueza; mas não há outra saída além de render-se. Entrar em contato com o corpo é percebê-lo tenso, assustado, frio e mal-amado. A tarefa de um terapeuta seria estar com o paciente e auxiliá-lo a deixar-se ir, a confiar-lhe suas emoções, suas vísceras. O "estar com" é tácito, percebido pela linguagem do não-verbo. Mas Lowen acredita que o toque firme e caloroso do terapeuta substitui as palavras, as garantias vazias que o verbo pode propiciar. Confiar não é, de acordo com o autor, algo que se consiga apenas falando: "Confie em mim!". Para ele, nem tampouco adiantaria apontar ao paciente sua transferência negativa "desconfiada". Em alguns momentos, essa leitura caracterológica reichiana (psicanaliticamente orientada) pode ser muito útil, porém a bioenergética privilegia a corporalidade como instrumento de trabalho. Se verbo e corpo funcionam juntos na teoria loweniana, corpo vem quase sempre em primeiro lugar. É sabido que pacientes deprimidos encontram-se inibidos no nível do movimento. Lowen indica, todavia, que é justamente a inabilidade de movimento que leva à depressão. Em psicologia, a terapia com deprimidos necessita, muitas vezes, de auxílio psiquiátrico para cuidar do correlato orgânico da patologia. O autor não nega os mecanismos psíquicos presentes no processo depressivo; muda apenas o enfoque, calcando no corpo a premissa básica. Nesse sentido, é importante entender que depressão distingue-se de tristeza. O sujeito maculado pela rejeição parental sente-se ferido, humilhado, desesperançado. Deprimir-se, nesse contexto, significa não poder dar vazão à emoção, não permitir que o conteúdo afetivo venha à luz. Lowen ressalta que um paciente depressivo responderá à sua pergunta de como se sente com alguma afirmação do tipo: "Sinto-me deprimido". Mas ao olhar para seu rosto e expressão, o autor notará que aquilo que comumente se chama "depressão" é, na verdade, uma tristeza que o paciente não consegue aceitar. Ao aceitá-la, é possível fazer o que todos os homens fazem (ou, pelo menos, deveriam fazer) quando estão tristes: *chorar*. Se o choro consegue ser descongelado a depressão pode ser combatida; não se negando a tristeza, mas justamente aceitando-a e entregando-se a ela.

Lowen salienta que a depressão é um processo em que o envolvimento de desordens bioenergéticas é patente. Não há, para ele, outra forma de tratar o deprimido sem que haja modificações em seu nível de energia. Esse tipo de colocação marca o *holismo* bioenergético. Depressivos, via de regra, encontram-se desenergizados, e o autor aponta a necessidade de, antes de mais nada, aumentar-lhe a carga energética. Não se trata depressão apenas com palavras, de acordo com tais premissas. Corpo e mente participaram do adoecimento afetivo e são, no contexto psicoterápico, unidos, os agentes necessários para sua erradicação.

Sabe-se da importância fundamental da respiração assim como dos exercícios a ela relacionados na bioenergética. Lowen falou da necessidade de fundamentar o sujeito, centrá-lo, enraizá-lo em seu próprio corpo para que não seja mais vítima das ilusões que teceu durante toda a vida. Sabe-se também que o trabalho corporal nessa abordagem visa ao desbloqueio de tensões crônicas ou couraças. O autor, contudo, salienta que a bioenergética não é somente trabalho físico. É claro que o trabalho direto no corpo diferencia essa linha psicoterápica de outras, cuja orientação pode até "esbarrar" em certa corporalização dos processos psíquicos. Justamente por isso, seria acertado marcar o percurso que se realiza do corpo à fala. Eis, esquematicamente, o caminho a ser percorrido, que são os objetivos da bioenergética:

1º) por meio dos movimentos expressivos específicos, auxiliar o paciente a se conscientizar de suas tensões;
2º) analisar quais impulsos ou ações a tensão tem a função de bloquear em nível inconsciente;
3º) compreender o papel que a tensão exerce na economia energética do corpo;
4º) saber que efeito a tensão causa no comportamento e nas atitudes do sujeito.

Lowen, nessa obra, critica a psicanálise dizendo que ela, por ater-se demasiadamente à linguagem e ao simbólico, afastou-se do "homem-animal". A linguagem, um dos supra-sumos da aquisição humana, tem o poder de alienar o homem de sua matriz biológica, sustentáculo dos processos psíquicos e da racionalidade. Apesar de declarar não querer atacar a psicanálise, tal comentário faz entender que a principal neurose humana é afastar-se da essência, do "bicho" ancestral que jaz pulsando em nossas entranhas. Em função disso, alguns tópicos se descortinam:

1º) A fala não é, por si só, terapêutica o suficiente para um tratamento integral, apesar de necessária a ele.
2º) A excessiva crença na fala pode levar à desconsideração de outros elementos discursivos não-verbais. Em suma, *nenhuma linha psicoterápica se salva*. Qualquer abordagem que deixe de lado o trabalho direto no corpo (mesmo que não negue a importância do discurso corporal) é tratamento "incompleto".
3º) Parece haver aqui uma insistência loweniana no sentido de tentar provar que só a bioenergética é completa em sua concepção de homem e eficácia clínica. Isso fica claro mesmo quando consideramos, por exemplo, outra forma de atuação psicoterápica: as linhas mais diretivas, nas quais os terapeutas usualmente dão "dicas" ou opiniões acerca de coisas que poderiam objetivamente ser realizadas pelo sujeito para a melhora de seu quadro. Lowen desacredita de tal procedi-

mento, pois afirma que de nada adiantaria sugerir qualquer tipo de atividade prazerosa a alguém que esteja paralisado por culpas inconscientes, empobrecido energeticamente e desidentificado com seu próprio corpo. Cairiam por terra, então, as técnicas que não tivessem o corpo como preocupação primeira. Se bem que esse comentário parece, de certo modo, concordar com as abordagens analíticas que, muitas vezes, desconsideram a importância de certa diretividade na clínica.

4º) De acordo com Reich, tal colocação loweniana parece também ir contra o trabalho no nível do pulsional,[22] que até poderia ser realizado apenas verbalmente, como procurei mostrar no estudo de caso de Giovana. Com isso, poderíamos estar afirmando algo do tipo: "Neurótico não tem desejo, não sabe o que quer nem o que pensa. O que fala de si mesmo não é 'o si mesmo'". Dito assim, a fala pareceria um engodo por trás de outro engodo maior: a inconsciência do si mesmo em função da não-apropriação do próprio corpo. Se a fala tem um espaço assegurado na bioenergética, está condicionada irrevogavelmente ao corpo.

5º) Baseados nos apontamentos anteriores, poderíamos perguntar: seria possível assanhar o ventre do desejo de nossos pacientes apenas por meio da palavra? Lowen diz que não.

O estilo pessoal presente no trabalho bioenergético é visível. Lowen faz questão de deixá-lo. Contudo, uma coisa é certa: se um terapeuta quiser chamar-se de bioenergeticista, deve, em algum momento do processo, empregar as técnicas de desbloqueio das couraças, de aprofundamento de respiração ou expressão emocional. Para o autor, como já mostrei, o tratamento bioenergético dos deprimidos envolve invariavelmente esses dois pólos: verbal e corporal, mas é o corporal que singulariza esse fazer.

Já que depressão não é um processo puramente psíquico, não há como ignorar o corpo, na visão do autor. Aliás, não há *nunca* como ignorar o corpo na bioenergética. A palavra se corporifica mesmo quando é tornada metáfora. Algumas das *interpretações bioenergéticas* são, além de corporalmente significativas, descrições alusivas a como as dificuldades corporais embrenham-se nas prerrogativas existenciais do sujeito. Da mesma forma, a linguagem do corpo pode, inclusive, originar *metáforas corporais*.

A abordagem loweniana concebe um sujeito ontologicamente comprometido e envolvido com sua própria corporalidade. Nem importa se o soma leva ao psíquico ou se o psíquico conduz ao soma. Realmente relevantes são os usos da fala, do discurso do paciente na terapêutica. Devemos tomar certo cuidado para que não se desenvolva daí o estereótipo de que uma abordagem verbal precise excluir o corpo ou uma abordagem corporal, a fala. Lowen *fala* com seus pacientes; eles lhe contam coisas, situações, fatos, gritam suas dores por meio dos exercícios, xingam, chamam pela mãe; tudo isso é verbo. Lowen explica a eles como funciona "essa tal de bioenergética", solicita-lhes que continuem a realizar as técnicas em casa, interpreta-lhes as transferências e os sonhos. Uma diferença fundamental, porém, é a crença irrevogável no poder do exercício. Partindo do pressuposto de que a bioenergética visa a uma síntese entre o trabalho psíquico (analítico) e o corporal, não se pode excluir, então, a importância do discurso, daquilo que o paciente diz. Por outro lado, nota-se uma "desconfiança caractero-analítica" por parte do terapeuta em relação à "fala do outro": é a fala de um neurótico que, como todo neurótico, é dissimulado, escondendo-se atrás do que diz para não se defrontar com sua verdade interna. Acreditar fielmente nela não é fazer terapia; mas deixar de acolhê-la é deixar de acolher o sujeito do discurso, que talvez só tenha, naquele determinado instante, a possibilidade de *ser-enquanto-sofrimento*, manifestação verbal e existencial de desarmonia. (Caberia pedir perdão aos analistas existenciais e demais heideggerianos pela apropriação indébita do termo, mas ele parece expressar com exatidão a abertura que possibilita o encontro entre aquele que sofre e aquele que "cura".) A análise só pode efetuar-se pela dor, passando pela dor e *reciclando* (ou ressignificando) a dor. A bioenergética propõe, antes de tudo, que se *viva* a dor corporalmente para conhecê-la de fato. Isto é um ícone da leitura loweniana: *falar de dor não é saber a dor*.

Mas será que a bioenergética acolhe o discurso (e o agente do discurso)? Certamente. Ao compreender o drama da armadura muscular, o bioenergeticista procede como um médico capaz de empatizar, piedoso, com o sofrimento de seu paciente; mas sem deixar de agir objetivamente e "arrancar o tumor", raiz do sofrimento. A dor do processo, sabida visceralmente por todo aquele que, como terapeuta, já foi submetido também à terapia com o corpo, é intuída a partir da própria experiência. O outro, não um casulo de carne isolado e só; é carne, ossos, sangue, pulsação orgânica, ser-no-mundo, que se singulariza experienciando o mundo corporalmente. Acolhe-se por meio do próprio corpo do terapeuta, igualmente tatuado pelo ferro incandescente do passado.

Lowen propõe que os pacientes sejam tocados pelo terapeuta; esse *holding* corporal não mitiga a carência primeira, mas é lenitivo para que se continue a caminhada rumo a uma existência menos sofrida. Mesmo em situações transferenciais negativas, se, por exemplo, o discurso sádico latente de um paciente puder ser silenciosamente entendido e acolhido pelo terapeuta, é possível instaurar o acolhimento via corpo, via músculos que perverteram o afeto. Esse entendimento muscular do sujeito e de sua condição vem do além-verbo, da leitura corporal. Inicialmente silencioso, torna-se fala na medida em que é devolvido verbalmente; não faz diferença se com uma interpretação ou um "hum-hum". O fato é que se sabe do que o sujeito está falando; conhece-se, ou pelo menos imagina-se, sua dor, sua não-opção. Verbalmente, pode-se acolher por palavras ou pelo silêncio. A pausa após uma nota musical tocada impele-a a reverberar no vazio repleto de possibilidades da nota posterior, não havida. A palavra não dita, igualmente, carrega no silêncio seu significado mais cortante e verdadeiro. Essa cumplicidade na díade terapêutica é acolhimento não manifesto verbalmente, mas presente.

6. BIOENERGÉTICA

Título original: *Bionergetics*
Copyright © 1975 by Alexander Lowen, M.D.
São Paulo, Summus, 1982.
Tradução: Maria Silvia Mourão Netto

Além de novamente dedicar-se à explicação mais detalhada dos tipos caracterológicos, tanto no nível do corpo quanto da psique, Lowen elabora toda uma corporificação da neurose que permeia a própria compreensão da queixa trazida pelo paciente. Para o autor, há sempre um correlato bioenergético "inspirando" qualquer espécie de mal-estar emocional. Além disso, a obra traz um pouco da própria história da bioenergética: a adesão e posterior desadesão loweniana a Reich, o encontro com Pierrakos e a criação das técnicas essenciais do arsenal bioenergético. Nesse livro, incluiremos considerações acerca de outro lugar da fala na bioenergética: o uso da palavra como *mote* para o fazer corporal.

Essa obra já fala de uma bioenergética instituída e posicionada entre as outras psicologias. Dilui-se, conseqüentemente, o caráter revolucionário das primeiras publicações lowenianas. A partir daqui, poucas novidades serão acrescidas ao pensamento do autor.

Em *Bioenergética*, Lowen fala sobre seu trabalho com Reich, fazendo um breve histórico de sua vinculação à vegetoterapia, bem expondo os motivos que o fizeram afastar-se das concepções reichianas, então ligadas à orgonoterapia. É sabido que todo embasamento teórico da bioenergética provém das concepções de Reich ligadas a couraça muscular e caráter. Vemos na abordagem bioenergética que a neurose fora inscrita no corpo e teria no corpo sua solução: desfazendo-se as tensões musculares crônicas e descobrindo-lhes as origens, chegar-se-ia à cura. Mas é bom deixar claro que "cura" para Lowen não se trata de algo absoluto e definitivo. Apesar da visão mais otimista apresentada pelo autor, no sentido da possibilidade de uma vida realmente plena e satisfatória (implicando uma concepção mais "alegre" de ser humano), a bioenergética não fala em nenhum momento que as couraças dissolvidas não podem retornar. Podem, embora, após o processo psicoterápico, o paciente esteja mais consciente delas e melhor aparelhado para combatê-las.

A questão da fala volta a aparecer nessa obra de forma semelhante à apresentada em outros escritos de Lowen. Aqui, ele novamente afirma que a palavra pode mentir, ocultando o verdadeiro significado dos conteúdos do mundo interno. Apesar de considerar a importância da palavra quando há necessidade de um trabalho analítico sobre o caráter do paciente, a teoria sempre traz como pedra fundamental a *escuta do corpo*.

Já em *Análisis del carácter*,[23] Reich apontava para a necessidade de o processo analítico ser seguido de uma síntese. Se pensarmos a partir de um modelo médico de doença e cura, poderemos perceber que *analisar não é tratar*. Ou seja, saber o mal que aflige o paciente não significa erradicá-lo. Nesse sentido, Lowen apresenta-se como fiel seguidor da proposta reichiana que prega o agir ativo do terapeuta. Se a neurose é expressa por meio do caráter, se o caráter é eminentemente uma formação muscular, seria necessário tratar do corpo e não somente do psiquismo (como fenômeno mental). Para isso foram concebidos os exercícios de bioenergética. Gostaria de salientar, neste ponto, uma consideração a respeito dos constructos práticos da bioenergética. Lowen buscou constantemente uma sistematização da ação terapêutica. Reich já esboçara essa preocupação, atendo-se de início à *técnica analítica*; contudo, Lowen levou tal consígnia a um nível muito mais alto: há exercícios específicos para situações clínicas específicas. A bioenergética poderia até parecer a um observador desatento uma espécie de "manual de fórmulas mágicas", excessivamente pragmático. De fato, o trabalho nessa abordagem corre o risco de se tornar pura manipulação técnica sobre o corpo do outro que sofre – muito semelhante à abordagem médica das doenças.

A maneira bioenergética de interpretar os sonhos é chamada pelo autor, como já vimos anteriormente, de *interpretação bioenergética*; é aqui que o termo aparece pela primeira vez. Tecnicamente, esse tipo de abordagem propiciaria uma maneira de se trabalhar no corpo pela intervenção verbal, o que poderia embasar a possibilidade de um "fazer ativo" corporalmente envolvido sem o toque direto na musculatura. Mas, classicamente, não é bem assim que o autor concebe esse estilo interpretativo; pelo contrário, interpretar bioenergeticamente serve como uma forma de abrir espaço para os procedimentos-padrões de intervenção lowenianos. Para Lowen, parece que um *insight* pode iluminar a escuridão, mas não fornece a chave da prisão; apenas deixa-a perceptível aos olhos.

Lowen considera a fala também em seu aspecto essencial, chegando até mesmo a reduzi-la ao nível mais primitivo: o som. Nesse sentido, comenta que a palavra personalidade tem duas origens: a primeira deriva de *persona*, que se refere à máscara do ator teatral; a segunda, vem de *per sona*, que significa "pelo som". Assim, a voz é, por um lado, a face que se mostra ao mundo, a máscara; por outro, a marca que singulariza o sujeito. Calcada nessa *corpação* conceitual, eis a advertência loweniana: *Não preste atenção à máscara, mas ouça o som, pois vem dali o que você quer conhecer de uma pessoa.*[24]

A redução da voz ao som, sua qualidade primordial, daria indícios diagnósticos não importando muito o que o paciente estivesse querendo expressar. A forma como o faz já é, por si só, expressão de algo. Em termos caracterológicos, "voz presa", "infantilizada", por demais grave ou aguda significa que existem tensões importantes no anel cervical e oral da couraça, as quais dariam indícios de trabalhos corporais específicos a serem realizados. Tais tensões indicariam, também, a presença de sentimentos aprisionados na musculatura.

Falando nisso, frisaremos agora uma característica do pensamento loweniano que se vem evidenciando à medida que caminhamos fala adentro pela bioenergética: é possível notar uma grande preocupação com *verdade oculta* por trás do que quer que o paciente esteja dizendo. Lowen chega a fazer um paralelo entre a voz e o detector de mentiras utilizado em inquéritos policiais: esse instrumento, através da análise da vibração vocal, revelaria se o suspeito (ou *paciente*, poderíamos dizer) está ou não mentindo. Notamos, a partir daí, que a leitura da *impressão vocal* passa a fazer parte das ferramentas do bioenergeticista na busca da tal "verdade" que o sujeito sofredor teima em esconder do terapeuta. (Isso não lembra um pouco, caro leitor, as histórias policiais de ficção, em que se chega ao criminoso por meio de suas impressões digitais deixadas no local do crime?...)

Há, no capítulo dez dessa obra de Lowen, um item sumamente importante, se quisermos compreender as concepções do autor acerca da fala: "Palavras e a agudização da consciência". Lowen coloca inicialmente suas concepções a respeito da falha ocorrida no trabalho orgonoterápico de Reich. Em 1949, Reich mudou o nome de sua abordagem de Vegetoterapia Caractero-Analítica para Orgonoterapia, momento esse em que passou a empregar as controvertidas *caixas de orgone*, armazenadores de energia cósmica. Essa fase de sua obra é marcada fundamentalmente pelo decréscimo ainda maior na consideração da importância da palavra. O trabalho terapêutico realizava-se quase que exclusivamente no campo do corpo e da energética. Para Lowen, foi justamente esse o motivo do fracasso reichiano: não é possível arrancar a fala do paciente. Ela é importante demais para o funcionamento humano, apesar de nem sempre ser de total confiabilidade.

Lowen considera que o trabalho analítico obteve, quando foi criado, um considerável impacto porque ainda não havia os pacientes versados em psicanálise. Interpretar determinado comportamento como um desejo incestuoso, por exemplo, era algo tão chocante que, por si só, já provocava reverberações corporais. Atualmente, tais interpretações perderam, segundo o autor, seu impacto inicial e podem ser proferidas sem que grandes choques advenham. A retórica analítica já caiu em domínio público e funciona, muitas vezes, apenas como defesa racional para não se entrar em contato com os sentimentos autênticos.

Mas, de certo modo, a palavra nessa obra é também tratada com "carinho"; é reconhecida não como a essência da experiência subjetiva, mas como sua objetivação. E qual a importância disso para uma concepção mais ampla do sofrimento humano? Por meio desse axioma, Lowen irá afirmar mais à frente nunca ter tratado de alguém que sofresse de "ansiedade existencial". Todo sintoma sempre pode ser percebido a partir do cerne biológico, de tensões específicas do corpo, o que certamente acarretaria atrito com as concepções fenomenológico-existenciais. *Grosso modo*, o autor quer afirmar que o sentido da vida, bioenergeticamente falando, está entranhado na corporalidade, e que a palavra guarda em seu interior somente a história consciente do paciente – o que também daria outra briga, dessa vez com os psicanalistas.

Conhecer os porquês do sofrimento não elimina o sofrer, já dissemos. Daí a fraqueza das palavras. Uma argumentação verbal é etérea, não-material. Se respondida com outra argumentação verbal, haverá palavras sobre palavras, e não um processo racionalmente planejado em direção à cura. Curar implicaria, talvez, uma certa materialização do sofrer em soma para que, *por meio* do soma, pudesse ser definitivamente abordado. Nota-se que Lowen não faz "poemas" do sofrimento. Ataca-o de frente, como caberia a um bom médico.

Contudo, falar também é importante. Lowen comenta que *as palavras são o grande celeiro das experiências*;[25] se a história viva está no corpo, a história consciente está nas palavras. A experiência pura e simples da emoção de nada adianta sem que haja palavras para descrevê-la. Eis, então, o conhecido *holismo* bioenergético.

Lowen busca enfatizar uma outra importância da palavra, essa musa de todas as linhas psicoterápicas. Não é mais simplesmente a *talking cure*. E cada vez mais dela se afasta o pensamento do autor. A palavra chega a corroborar o experienciar e o sentir e, mais do que isso, funciona ainda como o "abracadabra" dos mágicos: provoca a transformação da realidade quando proferida repetidamente e com sabedoria emocional. Qualquer analista sabe que, às vezes, fala-se ao paciente da mesma coisa, ou deixa-se que ele repita o mesmo discurso por anos a fio até que finalmente *possa ouvir* (a interpretação) e *ouvir-se* (perceber por si só o real significado do que diz, quando diz). Nesses momentos preciosos, *fala-se de dentro*, com propriedade e apropriação da história de vida. É como se o sujeito estivesse dizendo, por trás de suas palavras: "Essa é a minha existência, a minha dor. Esse sou eu". Em suma, o sentir autêntico e o "permitir-se estar inteiro na experiência" transformam a palavra, animando-a, tornando-a não signo vazio e mentiroso (*má palavra*), mas algo vivo e pulsante da condição existencial do sujeito que se torna evidente no discurso.

Para a bioenergética, talvez, essa "fala apropriante" seja uma espécie de *palavra que respira*: verdadeira justamente por ser viva, e viva porque é verdadeira. Poderíamos até entendê-lo como um reflexo da influência vitalista de Bergson,[26] em que há uma essência energética que dá vida a tudo o que é orgânico, como Deus soprando no "Adão de Barro" e transformando-o no "Adão de Carne". (E novamente acabamos construindo uma *metáfora corporal* eminentemente bioenergética: o "sopro" que dá a vida pode ser tido como a respiração, segundo a concepção loweniana. Todos os exercícios de bioenergética enfatizam a importância de respirar bem, pois à medida que se respira melhor, o homem está *mais vivo*.)

Então, a palavra é válida se for *cheia*; é como se as opiniões do autor tirassem da instância discursiva um certo romantismo poético. Esse pragmatismo está sempre presente no escutar a fala do outro que sofre, o paciente. A escuta pode vir a tornar-se uma escuta nosológica. Há uma colocação loweniana, nesse sentido, mostrando que o falar pode ser mais do que é ato travestido da mística da semântica, e, de fato, Lowen acredita que

> o falar é tão importante para o processo terapêutico que *dou ao paciente* metade do tempo da sessão para conversar. Algumas vezes a sessão inteira é devotada à discussão dos comportamentos e atitudes, no sentido de encontrar seu elo com a experiência passada. E o trabalho com o corpo sempre é acompanhado de um pouco de conversa. Contudo, há momentos em que acho a discussão repetitiva e sem objetivo. Quando acontece isso, fazemos os exercícios que são destinados a fornecer as experiências sobre as quais estamos falando.[27]

Nota-se em Lowen uma certa "impaciência" com o discurso do paciente, cabendo a ele, terapeuta, *conceder* ou *retirar* – por isso os grifos na citação – o tempo para que se fale, além de avaliar a qualidade da fala, outorgando-lhe um *status* de maior ou menor importância no processo e, mais especificamente, na sessão. Salienta-se ainda nessa fala do autor o fato de a palavra ter a capacidade de funcionar como *mote* para os exercícios corporais, implicando isso a redução do verbo ao soma, ou seja, aquilo que o paciente fala pode inspirar a escolha de um exercício bioenergético específico para que a demanda em questão seja trabalhada.[28]

Ouvir um discurso loweniano que simplesmente enalteça as palavras parece algo insólito, mas o autor o faz nessa obra. Para ele, as palavras não têm o mesmo impacto que a experiência corporal, pois são mediadas pela razão, mas tornam-se impactantes quando expressam sentimentos reais; podem acariciar ou machucar, alentar ou intimidar e marcar indelevelmente o corpo. Nota-se uma ênfase especial nas palavras, não por acaso: se por um lado não são o único caminho para a cura, por outro, podem, por si sós, provocar doença e sofrimento. Lowen está referindo-se à aprendizagem emocional que se dá por meio do verbo. Estamos imersos em uma cultura verbal, na qual falar é um imperativo. O caráter forma-se devido a fortes frustrações afetivas ocorridas nos primeiros anos de vida. Quando a mensagem recebida pela criança contém instruções e valores do tipo: "Sexo é algo sujo. Se você sente excitação sexual, você é suja também". Ou frases como: "Homem não chora! Deixe de ser fresco, moleque!", cria-se história corporal. A opção para não se perder o afeto parental é sufocar as vibrações emocionais contraindo-se ou desvitalizando-se regiões específicas do corpo. Além disso, palavras podem ter um valor ambíguo, quando dizem algo oposto ao que diz o corpo. Uma criança pode perceber duplas mensagens de sua mãe quando as frases afetivas que ela lhe diz não correspondem ao que expressa a linguagem corporal; o olhar, a postura, o sorriso mentiroso que tenta dissimular um outro discurso, proibido. Todavia, não é prudente reduzir tais considerações lowenianas a meros verbetes que, se ditos, arruínam o sujeito.

As frases aqui exemplificadas não precisam ser ditas com todas as letras para que surtam efeitos na personalidade. Não estamos nos referindo a "palavras mágicas". Esses diálogos são, muitas vezes (se não na maioria das vezes), subterrâneos, implícitos e entranhados no cotidiano das relações humanas. Podem ser abstraídos e entendidos sem que precisem ser ditos; crianças são boas observadoras, e, como se diz comumente, "para bom observador meia palavra basta". Palavras podem, então, "ensinar as regras do jogo familiar".

Em *Bioenergética* Lowen nos dá vários exemplos de um lugar peculiar que a fala ocupa na bioenergética: as *metáforas corporais*, ou melhor, a linguagem verbal espelhando a linguagem do corpo. Falamos, no cotidiano, em "pessoa de queixo levantado" para nos referirmos a alguém que mantém o autocontrole diante de uma situação difícil; uma pessoa "cara-dura" é aquela que não tem vergonha; já quando dizemos que "nossa cara caiu no chão", estamos nos referindo a situações que nos causaram constrangimento; qualquer um que tenha muitas responsabilidades carrega-as "nos ombros"; quando somos atingidos afetivamente por algo ou alguém, dizemos que fomos "tocados". Os exemplos são infindáveis, o que comprova a concepção de Lowen sobre a ascendência do universo corporal no verbal. Dito assim, parece óbvio que tais corporalidades, percebidas no paciente, apontem para modos de ser no mundo. Então, ainda nessa vertente, poderíamos analisar uma peculiaridade dos tipos caracterológicos de Lowen.

As leituras corporais freqüentemente têm o mérito de captar certas "tipicidades" do paciente – o homem de espinha rígida, que não se dobra à vida; o homem de pescoço curto, que teme ser degolado (ou castrado). A condição do corpo revela maneiras de ser que, realmente, nem sempre aparecem no discurso, e acabam remetendo à caracterologia, ou àquilo que pode ser chamado de "mapa da mina". Esse tipo de construção metafórica aparece em meu estudo de caso. Quando digo que Giovana era um *corpo-martelo*, refiro-me ao excessivo peso emocional que ela carregava e que roubava-lhe a graça dos movimentos. O peso não era propriamente físico – pois não se tratava de uma pessoa obesa –, mas a tensão nos ombros, o pescoço encurtado pela mão tirânica da autoridade paterna, as pernas roliças e rígidas, todo o contexto de sua corporalidade aludiam a isso. Um martelo, de fato, afunda na água, não pode manter-se flutuando no rio da vida, como era o caso da paciente.

A "FALA" DOS TIPOS CARACTEROLÓGICOS

Note-se que as frases caracterológicas que se seguem demonstram maneiras de atuação na realidade, nuanças existenciais. Estamos nos referindo às *falas implícitas* de cada caráter, pois Lowen coloca que o discurso típico das estruturas caracterológicas é aquele que expressa sua dinâmica interna e a "forma de jogar" das quais se utiliza nas relações.

Esquizóide: "Se eu expressar minha necessidade de estar próximo de alguém, minha existência entra em perigo". O isolamento no qual esse tipo caracterológico vive poderia ser explicado invertendo-se os termos da relação: "Só posso existir se não tiver necessidade de intimidade".
Oral: "Se eu sou independente, devo desistir de toda necessidade de apoio e de calor humano". Como permanece em uma posição de dependência justamente pela condição expressa na frase, poderíamos entender sua dinâmica como: "Posso exprimir minhas necessidades na medida em que não sou independente". Com isso nota-se a escolha à qual teve de se submeter: ser dependente e

estar próximo ou ser independente e estar distante dos pais (posição de "abandonado" que o leva a relacionar-se por meio de uma "fala desamparada").

Psicopata: "Posso aproximar-me se eu deixar você me controlar" seria o discurso latente, o qual a criança inverte para suportar a dor de ter sido tão manipulada e seduzida pela figura parental, geralmente do sexo oposto. Para relacionar-se com os outros, desenvolve o seguinte discurso: "Você pode ficar a meu lado enquanto olhar-me de baixo para cima". Como esse tipo de caráter defende-se da ansiedade provocada pelos conflitos da fase anterior (ou seja, oral), teme a dependência. Estar próximo, assumir verdadeiramente o desejo de proximidade é imensamente ameaçador, de maneira que sua necessidade é expressa como: "Você pode ficar perto de mim", em vez de: "Eu preciso estar perto de você".

Masoquista: "Se eu for livre, você não me amará". Para lidar com tal beco sem saída, o sujeito responde: "Serei um menininho bem-comportado e você, em troca, me amará". Segundo Lowen, o conflito básico presente nesse tipo caracterológico é entre amor, proximidade e liberdade. Atitudes invasivas por parte dos pais (mais sabidamente, o treino precoce ao toalete) fazem com que a criança vivencie sentimentos de profunda humilhação. Outro fator etiológico importante é o cerceamento da agressividade que a criança necessita realizar para que possa ser aceita. O medo de explodir liga-se à fantasia de "defecar no mundo", ou seja, de que seus conteúdos internos (tidos como sujos) emerjam. Dessa forma, seu discurso é, na maioria das vezes, o de "bom rapaz", dissimulando (não de maneira tão profunda) uma atitude de negatividade e de hostilidade. Outra constante no discurso é sua fala queixosa, acreditando-se sempre "vítima da situação".

Rígido (Histérica e Fálico-Narcisista): "Posso ser livre se não perder minha cabeça e se não me entregar totalmente ao amor". Para o rígido, entregar-se é submeter-se ao outro, o que o reduziria aos conflitos da fase anterior, ou seja, do caráter masoquista. (Para a bioenergética, é bom lembrar, na hierarquia caracterológica a defesa está sempre associada à ansiedade da fase anterior do desenvolvimento psicossexual. O sujeito defende-se de regredir a ela.) Lowen assinala que a expressão *to fall in love*, que poderia descrever com clareza o fenômeno do apaixonar-se, explicaria muito bem o medo básico desse tipo caracterológico:

cair de amor, ou melhor, *por amor*, perdendo sua autonomia e ficando nas mãos do objeto amado. Os sentimentos não podem prevalecer sobre a razão. O rígido oculta, por trás de sua aparência solta, desinibida e atraente, um grande receio de entregar seu coração e tê-lo ferido novamente. Lowen diria que esse tipo de caráter sofre de *broken heart* (coração partido).

O discurso, em certa medida, diz como o sujeito existe e vice-versa: sua fala o coloca inserido na realidade *a partir do lugar* de onde fala. Os ecos desse falar são ouvidos sempre que o outro se interpõe em seu caminho. Partindo dessa colocação, acredito que seria viável supor que o trabalho bioenergético tem a função de modificar o discurso a partir da transmutação da condição corporal. Nessa medida, um existir cristalizado (neurótico) pode passar a ser algo mais criativo e gratificante. Para Lowen, um "novo discurso" só liberta o sujeito se for fruto do fazer corporal.

7. EXERCÍCIOS DE BIOENERGÉTICA

Título original: *The way to vibrant health*
Copyright © 1977 by Alexander Lowen e Leslie Lowen
São Paulo, Ágora, 1985.
Tradução: Vera Lúcia Marinho e Suzana Domingues de Castro

Esse livro, escrito por Alexander e Leslie Lowen, explica as técnicas utilizadas na bioenergética. Apesar de não trazer nada de novo em relação à teoria, é fundamental para que se compreenda o fazer corporal loweniano.

Descrições dos exercícios bioenergéticos podem ser encontradas em praticamente toda a literatura loweniana; mas aqui, especificamente, o enfoque principal é explicar em detalhes os exercícios, bem como sua aplicabilidade. Lowen os propõe para que sejam utilizados independentemente de se estar ou não em processo de terapia, e a finalidade da obra é tanto psicoterápica quanto profilática. As aulas de bioenergética são realizadas em grupo, não podendo ser chamadas, porém, de psicoterapia. Mais se assemelham a "aulas de ginástica emocional", e seus principais benefícios seriam o aumento da vitalidade e da capacidade de auto-expressão para evitar o "sedentarismo emocional", comumente encontrado nos neuróticos.

Os exercícios aqui descritos foram desenvolvidos a partir das próprias vivências de Lowen, com determinadas posições e movimentos corporais, constatados por ele, capazes de relaxar a musculatura cronicamente tensionada e provocar liberação emocional (catarse). Hoje, todos eles são consagradamente parte indispensável da abordagem bioenergética, constituindo-se arsenal cotidiano de qualquer psicoterapeuta a ela aderido.

Pontuando, então, a importância dos exercícios para a terapia bioenergética, os exercícios assinalam ainda que concebem o processo de cura como um fazer integrativo entre soma e psique: o corpo libera-se dos afetos "entalados" e o psiquismo fornece as explicações da origem dos conflitos. Lowen afirma que, durante a terapia bioenergética, há uma mudança no pensamento e nas atitudes dos pacientes. Muitos pacientes descrevem que, após algum tempo de prática dos exercícios, perceberam o surgimento de uma sensação de integridade e de graça corporal. Nessa vertente holisticamente orientada, tudo o que atingir a corporalidade atingirá também as atitudes, os sentimentos e os pensamentos do sujeito.

Lowen adverte que, de acordo com o princípio fundamental da bioenergética, não se pode forçar uma tensão a libertar-se do corpo. Propõe, então, que não se utilize a força de vontade, pois isso só iria aumentar a tensão. O ideal é estender o corpo até o ponto de dor, localizar a tensão e "deixar-se ir", entregar-se. Para tanto, é preciso que o praticante perceba:

1. que sentimento está sendo contido;
2. a respeito do que é a contenção;
3. por que ela ocorre.

Tal afirmação é importante para que se possa diferenciar a bioenergética de outros tipos de trabalhos corporais que se dão apenas no âmbito físico. O como, o onde e o por que são fundamentais nessa abordagem, constituindo sua "parte analítica". (Cabe, neste momento, uma distinção entre a bioenergética e outras terapêuticas de reestruturação postural e de conscientização corporal – como o *rolfing*, a reestruturação postural global e a eutonia, entre outras, não consideradas propriamente psicoterápicas por não incluírem o manejo da transferência, restringindo-se as intervenções ao nível físico. Na vertente loweniana, há a proposta de *síntese* entre o fazer corporal e o analítico.)

Outras considerações marcadamente holísticas aparecem ainda nas afirmações lowenianas acerca de saúde. Para o autor, saúde é um conceito indiscutivelmente unitário, pois o organismo é uma unidade indivisível. Conclui-se daí que não existe saúde física sem que haja bem-estar emocional e vice-versa.

Como pôde ser visto durante várias passagens do trabalho, em suas premissas holísticas, Lowen parece querer propor também certo sincretismo Oriente/Ocidente. Em *Bioenergética*,[29] já é possível perceber essa preocupação: o autor chega a assinalar a semelhança entre a "posição de arco" da bioenergética e a "curvatura taoísta" do *tai chi chuan*. Essa tentativa de diálogo aparece também em *Exercícios de bioenergética* e será fortemente retomada em *A espiritualidade do corpo*.[30] Não se poderia afirmar, entretanto, que só os orientais tinham a preocupação de entender o sujeito como holístico, totalmente integrado consigo próprio, com seu meio ambiente e com o universo, por mais que o pensamento loweniano acabe fazendo sutis referências a isso. Se o holismo, agora, passou a ser um pensamento "da moda", é importante considerar que essa é uma tendência antiga nas ciências, inclusive na psicanálise que foi desenvolvida, inicialmente, para dar conta de demandas psicofísicas (as conversões histéricas), não explicáveis pela medicina da época.

De acordo com as propostas da bioenergética, tem-se a impressão de que o intelecto deve submeter-se ao corpo. Lowen considera que o conhecimento apenas no nível intelectual não representa contato real do sujeito consigo mesmo, com sua realidade interna. A *sabedoria interior* poderia, então, ser diferenciada do *conhecimento interior*, que é egóico e racionalizado. Saber-se interiormente só seria possível, partindo-se da concepção bioenergética, pela vivência corporalizada e, portanto, sensorial do si mesmo. Essa também é uma das funções do "arsenal de técnicas bioenergético", como veremos a seguir.

Os exercícios bioenergéticos não têm a função de livrar o sujeito de seus problemas sexuais e/ou emocionais, pois as memórias reprimidas jazem na infância e devem ser recobradas para que a história interrompida volte a se completar. Contudo, utilizá-los é essencial, pois não seria possível, segundo Alexander e Leslie Lowen, abordar tais questões apenas do ponto de vista mental. Com isso, os autores querem considerar que os exercícios não são técnicas auxiliares; pelo contrário, representam o "grosso" da bioenergética.

Em termos da expressividade humana, as palavras são frágeis, às vezes superficiais ou de curto alcance. Para o casal de autores, *todo o corpo fala, portanto, todo o corpo é passível de leitura e de interpretação*. Não há aqui qualquer alusão a outro tipo de palavra que possa ter primazia (*palavra forte, palavra energizada*, como já apontamos). Expressão transcende o verbo, e experiência corporal também. Os exercícios de bioenergética evocam emoções às quais o paciente (ou participante) deve render-se. Lowen lembra que eles não provocam as emoções; apenas as evocam. Resta àquele que se submete às técnicas deixar fluir o que estiver sentindo. Para tanto, é preciso saber que tais sentimentos foram suprimidos por tensões crônicas e, para facilitar o "desentalamento afetivo", nada como uma ajuda verbal do terapeuta, proferindo alguma *fala de encorajamento* (muito comum na bioenergética) como: *"Você pode aceitar sentir tal emoção percebendo que ela se refere a uma situação passada? Você só precisa dizer: 'sim, estou amedrontado' ou 'sinto que estou com raiva'"*.[31]

Exercícios de bioenergética, em muito, se assemelha a um manual de auto-ajuda. Basta notar que o leitor é tratado por "você", e é também constantemente convidado a refletir e participar das propostas para obter maior bem-estar físico e emocional. Os autores, entretanto, fazem questão de ressaltar que a bioenergética não é meramente uma série de exercícios. Em certas situações, quando não se consegue lidar adequadamente com as emoções surgidas durante as práticas, a ajuda de um terapeuta profissional deverá ser solicitada. Para um leigo, atento unicamente à mecânica das técnicas, pode parecer algo um tanto superficial, mas Lowen, apesar de apresentar aqui somente o lado mais "pragmático da teoria", não a concebeu dessa maneira. Tal impressão pode ocorrer pelo fato de os exercícios serem extremamente objetivos e específicos, como uma espécie de "ginástica localizada emocional". Outra advertência importante é feita (já que se trata, afinal de contas, de um trabalho físico): um programa de exercícios de bioenergética não deve ser iniciado sem que um médico seja consultado antes.

Os autores assinalam também como deve proceder o "líder" de uma classe de bioenergética, como a palavra pode servir de "pacificadora" e harmonizadora do mundo interno revolto em decorrência das técnicas. É comum que, durante as aulas de bioenergética, algumas pessoas comecem a chorar ou sentir-se sufocadas em virtude das novas sensações corporais que surgem. A função do líder da classe deve ser entrar em sintonia com a pessoa, manter-se em contato com ela e proferir uma *fala continente* do tipo: *Tudo bem, entregue-se ao seu sentimento, expresse-o.* Nesse caso, a palavra pode ser utilizada como auxiliar no processo emocional que está acontecendo. O líder não precisa proferir necessariamente as palavras acima mencionadas, como o participante também não precisa obrigatoriamente dizer as tais "palavras de rendição à emoção", mencionadas anteriormente. Trata-se, em ambos os casos, de um *discurso implícito* nas *atitudes* de aceitação do movimento afetivo do participante, uma espécie de continência afetiva que pode ou não ser acompanhada da fala, mas que carrega interiormente a "redenção por meio do verbo". É interessante perceber que não é utilizado o termo "terapeuta" para designar o responsável pelo grupo. É provável que isso ocorra para estabelecer a diferença entre aula e psicoterapia bioenergética. Talvez tal medida seja útil para criar certa distinção entre o programa de exercícios proposto e os famosos "manuais disso e daquilo", tão comuns à realidade americana. Dito isso, é possível constatar que se é o aspecto "analítico" da bioenergética a garantia de sua colocação entre as "terapias européias", a marca pragmática imposta pelo grande número de técnicas inscreve-a no pragmático *american way of life.* Essa é uma obra que demonstra mais claramente a questão. Às vezes, tem-se a impressão de que Lowen enfatiza a "analítica" em contraposição aos exercícios para assegurar certo *status* "europeu" à sua teoria. Não se poderia afirmar isso taxativamente, mas a América nunca foi o berço de teorias psicológicas muito profundas; no máximo importaram-nas da Europa, adaptando-as às necessidades sócio-econômico-culturais do país.

Em *Exercícios de bioenergética* é ressaltada novamente a importância da voz, reduzindo-se o falar à sua condição básica: *o som.* Os exercícios são, em geral, realizados com algum tipo de vocalização. Aliás, os dois mandamentos básicos do trabalho corporal em bioenergética são: permitir-se respirar e permitir-se ouvir o próprio som da voz. Lowen sempre atestou que é comum as pessoas não terem desenvolvido a capacidade de expressar emoções por meio do som. Restrições impostas pelas tensões musculares da garganta representam, nessa medida, o correlato corporal da repressão afetiva vivida na infância. Assim, indivíduos "sem voz ativa" na vida também o são corporalmente. O trabalho corporal visa, em função disso, propiciar oportunidades de expressar livremente os sentimentos, o que dificilmente poderia dar-se nas linhas psicoterápicas não aderidas aos pressupostos lowenianos. Não é difícil supor que mesmo outras abordagens não eminentemente verbais (como o psicodrama e a gestalt, por exemplo) também falhariam nesse ponto, já que não levam em conta as tensões musculares caracterológicas.

Uma outra utilidade da voz (e também da palavra) é apontada, quando é explicada a maneira de diminuir o estresse durante a execução dos exercícios. Uma vez que tais técnicas comumente provocam dor nos praticantes iniciantes em função das tensões musculares, os autores propõem que o desconforto não seja negado, pois isso implicaria gerar uma espécie de tensão muscular "defensiva", coisa que o sujeito já realizou nos primeiros anos de sua vida e que acabou redundando na formação de seu caráter. O caráter se forma como defesa contra a dor do coração partido e do abandono vividos nos primeiros anos de vida. Negar-se a viver a dor dos exercícios bioenergéticos é, partindo-se de uma apropriação simbólica da corporalidade, repetir esse padrão defensivo. Daí, a melhor forma de lidar com a dor dos músculos que resistem a se libertar é *resmungar* durante os trabalhos. Mas é preciso fazê-lo em alto e bom tom, não necessariamente com palavras coerentes.

Pode-se, evidentemente, resmungar com sons desconexos ou por meio de *palavras* que expressem dor ou desconforto. Na clínica, isso ocorre constantemente, mesmo que a dor em questão não seja de ordem física (músculos tensos sendo relaxados e alongados). Mas o que é de consenso, independentemente da linha de atuação, refere-se ao fato de as *palavras expressarem emoções e sensações* ocorridas durante determinadas vivências, no contexto psicoterápico ou fora deste. O paciente *fala* ao terapeuta sobre suas dores, queixa-se da vida, da sorte, do destino, apresenta-se apaixonado ou furioso, grato ou frustrado; em suma, *revela-se por meio da palavra*. Para Lowen, entretanto, mais do que pela palavra, o paciente revela-se pelo som.

Nas artes marciais orientais, os lutadores emitem um som monossilábico forte ao mesmo tempo que desferem o golpe. Esse grito chama-se *kiai*. *Grosso modo*, *kiai* seria uma forma de liberação do *ki* (força vital), que dá ao golpe mais eficiência e energia. A voz nos exercícios de bioenergética parece ter o mesmo objetivo: auxiliar o "golpe", a catarse, energizando-a. Dito assim, é possível considerar que os gritos de guerra podem ser palavras fortes, energéticas. Quando o são, a verdade do corpo se manifesta; quando não, apontam para a provável existência de uma cisão, pois não há envolvimento global do sujeito da execução da técnica. Se a terapia loweniana é uma luta contra a neurose e as amarras corporais, pode, em muitos casos, "marcializar-se". Quando utilizamos aqui o termo *grito de guerra* para denominar esse uso específico da palavra na bioenergética é para denunciar que o processo terapêutico pode realmente vir a ser uma guerra; uma verdadeira luta corporal que se expressa no embate entre paciente e fantasmagorias parentais; entre paciente, terapeuta e musculatura; e entre paciente e terapeuta, no contexto transferencial. Citemos alguns exemplos em que certas frases ou palavras são utilizadas para auxiliar o trabalho corporal. Na terapia, esse procedimento acaba facilitando a eclosão de sentimentos profundos reprimidos, em geral, dirigidos às figuras paternas.

Ao proferir seu *grito de guerra*, o paciente o está fazendo para seus pais internos. Vejamos dois exemplos. No primeiro, o paciente deita-se de costas no colchão e esperneia enquanto grita: *Não!*[32] O segundo é realizado em pé, com os joelhos ligeiramente flexionados, os quadris encaixados e os pés paralelos, com as pontas dos dedos voltadas ligeiramente para dentro. O peso do corpo é levado à frente, sem que os calcanhares se elevem do chão. (Essa é uma das posições em que o paciente pode estar *grounded*.) Ao empurrar energicamente os cotovelos para trás, grita-se: *Saia das minhas costas!*[33] Em muitos deles podem ser utilizadas outras palavras ou frases. Em vez de *Não!* talvez o paciente prefira falar: *Por quê?!*, como se estivesse perguntando a seus pais: *Por que fizeram isso comigo?!* Cada um tem suas dores, suas cicatrizes; conseqüentemente, *os gritos de guerra* entalados na garganta e no coração nem sempre são iguais para dois pacientes que pratiquem o mesmo exercício.

As variações são quase ilimitadas. Dentre todas as formas de utilização da fala na bioenergética, essa é a mais singular. Os 102 exercícios descritos no livro seguem a mesma orientação: relaxar a musculatura cronicamente tensionada para que possa haver livre fluxo da energia rumo ao prazer e à maior plenitude existencial. Todos eles são extremamente efetivos, mas um terapeuta pode perder-se em meio a toda essa parafernália técnica, esquecendo-se da pessoa que está à sua frente. Na clínica é fundamental que a técnica esteja a serviço do encontro terapêutico e não o contrário, e isso deve estar especialmente claro quando se intervém diretamente no corpo do paciente.

8. MEDO DA VIDA

Título original: *Fear of life*
Copyright © 1980, by Alexander Lowen, M.D.
São Paulo, Summus, 1986.
Tradução: Maria Silvia Mourão Netto

Um dos aspectos básicos dessa obra sobre a *neurose de destino* é a noção de *entrega ao próprio desespero*, de abandono da ilusão. Só assim seria possível atingir-se o cerne do sofrimento neurótico. Enquanto o paciente agarrar-se à idéia de que poderá ser salvo sem defrontar-se diretamente com a dor do destino imposto pelo caráter, não haverá possibilidade de cura. O caminho da cura está, ao contrário do que se pode pensar, não na resistência a cair, mas na própria queda. Essa concepção inspira, de forma geral, todo o trabalho bioenergético, que busca aumentar a carga de estresse muscular para que o paciente se renda, desista de lutar. Talvez isso explique o fato de as técnicas, em sua maioria, serem dolorosas para nós, pobres neuróticos. Segurar-se às próprias ilusões neuróticas é, segundo o autor, ter *medo da vida*.

Lowen retoma a lenda de Édipo e a inescapabilidade que ela evoca: reprimir para não sucumbir. Édipo marca, para o autor, o que acontece ao homem quando irrompe o tabu do incesto. A cultura, edificada na repressão sexual, acorrenta o indivíduo a uma espécie de destino ditado pelo inconsciente: buscar no ente amado o genitor proibido. Refletindo acerca da etiologia das neuroses, veremos que essas advêm principalmente em decorrência da maneira como foram estabelecidas as relações da criança com seus pais. Justamente por isso, o neurótico busca repetir em outras relações as vivências anteriores (compulsão à repetição). Notemos como são comumente aceitas, a propósito, observações referidas ao jargão psicanalítico, já popularizadas: "Fulano arranjou uma mulher exatamente como era sua mãe" ou, quando a escolha é feita antagonicamente: "Fulano arranjou uma mulher exatamente *oposta* ao que era sua mãe". Esse é um postulado freudiano que sempre deu muito o que falar, pois questiona a noção de destino: o sujeito parece estar à mercê de fatalidades advindas do mundo externo que são, na verdade, determinadas pelo inconsciente; mais especificamente, pela compulsão à repetição. Segundo Lowen, não seria errado falar em "Carma caracterológico".

O que Lowen propõe nessa obra não é a fuga ou a luta contra o que parece ser o destino humano. Ao contrário, para ele, se Laio houvesse acatado Édipo como seu filho, ou se Édipo tivesse permanecido em Corinto, aceitando assim o seu destino, talvez algo na tragédia poderia ter sido mudado. O autor acredita que quanto mais o neurótico luta contra seu destino de infortúnio e repetição, mais estará se enredando nessa armadilha, e mais apertadas serão suas amarras. O fundamental em um processo psicoterápico, conclui-se, seria auxiliar o paciente a se aceitar como portador de um destino. É certo que importantes modificações podem ser realizadas tanto em termos de compreensão psíquica quanto de mudança corporal, permitindo-se assim um existir mais pleno, criativo e prazeroso. Só que isso não é possível sem que haja a aceitação da condição primeira.

Lowen não promete mágicas ou milagres. A terapia bioenergética não pode ser considerada mais eficiente do que a psicanalítica por sua aparente objetividade. Realmente, os exercícios corporais propiciam certas "pirotecnias", evidenciam os conflitos de forma imediata, sem a mediação da fala. As conseqüências são, igualmente, visíveis no corpo: esse se transforma, adquire outro tônus, mais brilho e vigor. Porém, isso não significa necessariamente maior "rapidez" na obtenção de resultados. O próprio Lowen relata ter trabalhado com determinados pacientes, anos a fio, até que transformações importantes ocorressem. A abordagem via corpo não é mais forte do que a realizada somente pela fala; nem tampouco tem o poder de modificar plenamente o destino do sujeito, mas, sim, dar-lhe maior entendimento sobre sua condição e mobilidade psicofísica. Se neurose é uma predisposição à repetição, se as primeiras experiências infantis marcam o corpo para sempre, há que lidar com cicatrizes, não recriar um corpo imaculado.

Lowen, concebendo a neurose e a própria existência humana como um fenômeno corporificado, trata de apontar a necessidade de síntese entre corporal e analítico. "O destino neurótico", nessa medida, também não poderia escapar da *corpação*: a história do sofrimento está na carne, não somente na mente; o neurótico reencena o próprio drama compulsivamente, inspirado pelas couraças musculares que não lhe deixam outra saída possível.

A análise bioenergética fornece, segundo seu criador, a compreensão sistemática do caráter nos âmbitos psíquico e somático: é possível ler os problemas emocionais do paciente por meio de seu corpo, bem como supor a história de desamores por ele vividos.

Os procedimentos da bioenergética calcados no corpo podem levar, de acordo com o pensamento loweniano, a certa "imunização", já que não basta descobrir a origem das couraças e, conseqüentemente, do sofrimento do paciente. Além de aumentar-lhe a autopercepção e o nível energético, é de vital importância que a terapia funcione no sentido de promover-lhe a capacidade de auto-regulação (para que não ocorram novamente os "entalamentos" energético-afetivos). Quando o corpo está livre e desencouraçado, o psiquismo está igualmente sadio e o indivíduo pode fazer maior investimento libidinal no trabalho e na sexualidade – segundo Reich e Freud, os sustentáculos da saúde humana.

A fala loweniana a respeito do trabalho analítico como uma das pedras fundamentais da bioenergética aparece aqui como em tantas outras obras, e a *talking cure* soma-se à *body cure* ou, melhor dizendo, *cure by the body*, pois o corpo é, simultaneamente, "depósito" de neurose e seu agente de erradicação. Mesmo que se "relativize" o conceito de cura, pois o próprio autor pontua a impossibilidade de uma mudança definitiva e absoluta no caráter, fica a impressão de que só a bioenergética triunfa no campo em que a *palavra fraca* das terapias verbais fracassa.

No caso de Ruth, citado a seguir, Lowen descreve uma paciente deprimida, queixando-se da falta de sensações e de sentimentos, além de apresentar consideráveis somatizações gástricas. Vejamos uma típica leitura corporal bioenergética:

> A acentuada discrepância entre as duas metades do corpo de Ruth refletem uma cisão em sua personalidade. Na metade superior de seu corpo era uma jovem moça, aparentemente inocente a respeito dos fatos da vida. Contudo, essa inocência era desmentida pela expressão facial da máscara que lembrou-me a Esfinge e sugeria que ela sabia mais do que dizia. A metade inferior de seu corpo relatava uma outra história: a de uma pessoa que tinha mais do que um conhecimento superficial sobre as excitações e frustrações do sexo.[34]

Lowen, em seu diagnóstico, coloca também que a ausência de sintonia entre as duas metades do corpo criava uma anestesia emocional, a falta de contato com a sexualidade, a impossibilidade de permitir que a respiração descesse à região do baixo-ventre. (Pelve e baixo-ventre como sede da afetividade e do desejo sexual bloqueados pela couraça muscular.) O autor faz, então, a seguinte *interpretação bioenergética*: a dinâmica do corpo de Ruth sugeria que ela havia, provavelmente, passado por experiências de forte excitação sexual provenientes da relação com o pai, e típicas do período edípico. Contudo, naquele contexto, ela não tinha permissão para expressar sua sexualidade. Em função de tal proibição, acabou tensionando cronicamente a musculatura pélvica e a diafragmática, com o objetivo de impedir que ondas de excitação fluíssem ao abdômen. As tensões auto-impostas, além de bloquearem qualquer sensação sexual mais profunda, impediam também que ela risse ou chorasse plenamente. Em outras palavras, a paciente, ao reprimir sua sexualidade, amorteceu seu corpo, tirou-lhe o fulgor e a vida.

Pode ser observado como o autor, no caso de Ruth, remeteu a castração ao corpo. Seguramente, poderia ser dito, em relação à paciente, algo do tipo: "Ela vivenciou alto nível de hostilidade na relação com seus pais, e isso a castrou, impedindo-lhe o desejar". Mas Lowen fala também em tensões específicas que bloqueiam o desejo e a vivência plena dos sentimentos. A análise da castração alia-se à circunscrição corporal da castração. A proposta loweniana de tratamento implica não somente a análise histórico-causal do problema, mas também a intervenção corporal direta: para que algo pudesse ser feito pelo bem-estar da paciente, não bastaria simplesmente entender a arqueologia do desejo que precisou calar-se; seria preciso fazer com que as sensações pudessem voltar a fluir para a metade inferior do corpo. Tal objetivo só poderia ser alcançado, de acordo com Lowen, com o trabalho sistemático da bioenergética. Uma vez que os procedimentos bioenergéticos a serem utilizados nesse caso são muito específicos, não é oportuno descrevê-los agora. Basta constatar que essa é uma situação corporalmente inescapável para o autor. Ou seja, só o trabalho bioenergético pode efetuar transformações. Aqui, falar apenas não adianta.

É óbvio que buscou-se, analiticamente (no discurso da paciente), a comprovação das hipóteses formuladas, mas os exercícios bioenergéticos também poderiam inegavelmente colaborar com essa tarefa, fazendo vir à tona a memória afetiva para uma melhor compreensão de porquês. Um terapeuta bioenergético dá ao corpo a mesma atenção que um analista daria ao discurso. Na análise, procura-se uma fala por trás da fala manifesta; na bioenergética, uma história oculta no corpo que se vê. Na concepção loweniana, a queixa materializa-se no corpo.

Constatamos, até agora, que a escuta ultrapassa o nível verbal e busca no corpo um correlato. Para Lowen, corpo reflete mente, mente reflete corpo; trata-se de uma via de *mão dupla*: o que aparece em um, no outro também se encontrará presente. Mas reverter atitudes caracterológicas (e existenciais) requer, para o autor, que sejam propostas novas posturas corporais ao paciente, a fim de que a autopercepção seja modificada. Além de tais posições bioenergéticas, o enfoque na respiração é fundamental. Tal prerrogativa parte do pressuposto de que ao respirar plenamente o sujeito se sente mais vivo. Deixar de respirar é a maneira mais comum de evitar o contato com os sentimentos. Falar de sentimentos sem a energização outorgada pelo respirar é falar desvinculado de qualquer colorido afetivo. O autor descreve inúmeros casos durante o livro. Há alguns em que exemplifica uma outra vertente de atuação psicoterápica mais enquadrada à tradicional analítica, na qual mesmo a catarse dá-se em função daquilo que o terapeuta diz (ou interpreta) da fala do paciente. (É curioso notar que a passagem reichiana do fazer verbal para o corporal deu-se também em função disso: reverberações somáticas provocadas pela quebra sistemática de defesas e do trabalho caractero-analítico.)[35] Será que o que diz o terapeuta pode funcionar como exercício bioenergético, uma vez que imprime no corpo a possibilidade de se desenclausurar, de entregar-se às pulsações da vida vegetativa? Vamos, então, ao caso proposto.

A paciente, social e profissionalmente bem-sucedida, queixava-se da impossibilidade de amar e sentir-se amada pelo outro. Quanto mais tentava lutar contra o desespero, substituindo a ausência de afeto pelo êxito profissional, mais se sentia impotente e perdida. Ao ouvi-la, Lowen propôs-lhe que parasse de tentar caminhar contra seu destino e aceitasse o desespero da incapacidade de amar. Quanto mais fugia, mais se aproximava do destino temido. O autor comenta que esse argumento impressionou a paciente de tal forma, que ela pôs-se a chorar mansa e profundamente, movida por uma grande sensação de mágoa e tristeza. À medida que cedia à dor e chorava, ia sentindo-se mais aliviada, pois, comenta Lowen, chorar é o mais antigo mecanismo do qual o corpo dispõe para aliviar a dor. Propondo-lhe aceitar aquilo que julgava ser seu destino, Lowen abriu espaço para a soltura da tensão que a mantinha pendurada. Um paralelo poderia ser feito entre esse procedimento verbal e o chamado "exercício de cair".[36] Depois de determinado tempo nessa posição, a perna de apoio começará a tremer e, logo em seguida, a vibração se espalhará para todo o corpo. O paciente é orientado a resistir ao máximo e, quando for inevitável, deixar-se cair, relaxando e entregando-se à queda. Para Lowen, alguns indivíduos são "movidos à força de vontade", ou melhor, postam-se diante da vida como se estivessem pendurados à beira de um abismo. Relaxar, deixar-se entregue às pulsações emocionais significa, para essas pessoas, despencar para a morte. Mediante isso, quem sabe não poderíamos considerar o assinalamento loweniano como um correlato verbal do exercício? Ao sugerir à paciente que "se soltasse", que realmente se deixasse ir ao encontro de seu abismo interior, em vez de negá-lo, Lowen parece ter percebido o sofrimento contido nessa atitude "heróica" de não entrega à dor. Sua intenção não foi ditar uma afirmação nihilista do tipo: "É melhor desistir. Não há saída mesmo. Deixe-se tragar pelo desespero e morrer para não mais sofrer". Ao contrário, houve, sim, uma mensagem carregada de vida: "Deixe de tanto esforço. Pare de se machucar tanto".

O destino, como manifestação existencial do caráter, é visto pelo autor, quando se refere aos casos clínicos, com a indulgência e a cautela do médico diante da doença de seu paciente: o sofrimento não é uma opção voluntária; não há culpa ou fraqueza no sofrer. É uma condição passível de ser modificada. É real tanto na reverberação mental que provoca, quanto naquilo que evidencia corporalmente. Podemos observar, nos estudos de caso, o autor desvendando os "sofreres" trazidos pelo paciente por meio da ausculta do corpo. E o corpo parece até mesmo pôr à luz outros "sofreres", não manifestos no discurso.

Algumas peculiares *corpações* de fenômenos psicológicos são também apresentadas por Lowen no livro. Veremos algumas delas. Na primeira, ele aponta para três possibilidades de se falar sobre o si mesmo na língua inglesa: *me, myself* e *I*, ou em português: *mim, mim mesmo* e *eu*. Segundo Hladky, colaborador de Lowen, a primeira manifestação lingüística do sentido de *self* é o *mim*. A criança começa a utilizar esse termo por volta de um ano e meio de idade, apontando, geralmente, o dedo para o peito. De fato, o peito é tido pela bioenergética como o *locus* do *si mesmo*; é interessante notar como mesmo os adultos utilizam-se do peito para referir-se a si próprios. Hladky coloca também que, por volta dos quatro anos de idade, a criança começará a usar o *eu*, apontando para a região das têmporas, o que indica que o *locus* da vivência do eu localiza-se na cabeça. Há significativas diferenças no emprego dos três termos. O *mim* ou *me* é utilizado como objeto de preposição, como no caso: "Senti-me feliz". O *mim mesmo* denota a individualidade completa do sujeito, como é possível perceber em frases do tipo: "Lembro-me de mim mesmo quando era criança". Já o *eu* é comumente o agente que realiza ou sofre alguma ação. Mas o mais importante disso é justamente a noção de *self* corporal.[37] Uma terminologia corporalizada implicaria a mudança vetorial em termos como *autopercepção* e *autoconsciência*: ambos voltam-se, inequivocamente, para a corporalidade.

Lowen afirma que estar consciente de si é perceber *o corpo*. De acordo com isso, os exercícios têm, na psicoterapia, função primordial. O corpo só pode, segundo o autor, ser percebido *em movimento*. Consígnias do tipo: "Perceba seu braço" não propiciam real percepção. Já outras como: "Movimente seu braço", sim. Bioenergética é, do ponto de vista das abordagens corporais, puro movimento, fazer constante, permitir-se fluir. Essa fluência não se evidencia simplesmente na fala. Falar não é ser nem fazer. Falar não poderia ser considerado, segundo essa concepção, como o cerne da experiência humana, nem muito menos sua totalidade. Lowen parece querer considerar que a vida flui por meio do orgânico, que pulsa e se movimenta constantemente.

Falemos agora de uma *corpação* psicanalítica em Lowen. O que poderia ser chamado de "recalque" pela psicanálise é visto na bioenergética como algo que não é acessível unicamente em nível verbal. Há uma estagnação de afeto a ser considerada. O termo *estase*, de uso cotidiano para qualquer terapeuta corporal, implica justamente isso: a energia afetiva estagnou-se como as águas de um rio que foi represado (processo de repressão). Neurose é o efeito desse "apodrecimento". É preciso dar vazão às "águas emocionais". Sem isso, não existe cura. Nesse sentido, o fluir emocional depende de certa disponibilidade corporal, pois à medida que o corpo se enche de vida e recupera sua capacidade de pulsação saudável, até mesmo as recordações são vividas com maior teor afetivo, o que, na terapia, contribui para uma descarga emocional mais efetiva.

O corpo armazena memória. Esse é um dos principais postulados de Lowen. Procura-se no corpo aquilo que no corpo foi guardado. Observe-se que a crença loweniana jaz na possibilidade de se recuperar o passado do paciente como se psicoterapia fosse montar um quebra-cabeça. Contudo, talvez nem saibamos se todas as peças estão na caixa ou se há peças que foram estilhaçadas completamente pelos mecanismos de repressão e se será necessário realizar algumas "emendas" na história para que o paciente obtenha novamente a noção de fluxo temporal contínuo em sua vida. Talvez caiba à psicoterapia recontar o passado, agregando a ele percepções atuais que vão sendo forjadas no próprio processo psicoterápico. Parte-se aqui de duas premissas implícitas:

1. Os afetos aprisionados no corpo sempre são acessíveis à investigação. Não existe lugar corporal inacessível; não há mistérios indecifráveis na carne.
2. Tudo o que é vivenciado afetivamente no corpo é plenamente representável ou por manifestação somática passível de ser conhecida ou por discurso verbal articulado.

Não se faz necessário questioná-las neste momento, apenas explicitá-las para posterior reflexão. Nem é colocada em dúvida a eficácia dos procedimentos corporais. A propósito, representam verdadeiros "curingas" clínicos por se prestarem a diversos objetivos durante o transcorrer da terapia.

Caberia, aproveitando a "deixa", falar sobre outra função do exercício bioenergético colocada por Lowen. Para ele, todo "neurótico médio" teme enlouquecer, não suportar o confronto com a dor e com os sentimentos que ocultou por tanto tempo de si mesmo. A própria couraça muscular tem também a função de evitar uma temida "sobrecarga emocional" (ou "curto-circuito"), que poderia colocar em risco a sanidade. O sujeito busca amortecer o que sente para afastar-se desse perigo (percebido como real). A racionalidade é uma das formas mais eficientes de fazê-lo. Ao vivenciar a expressão de seus sentimentos, o paciente tem a garantia de que não vai enlouquecer de fato e nem "explodir". Lowen quer nos fazer ver que o medo da loucura acaba impedindo a livre entrega afetiva. No sexo, por exemplo, é comumente aceita a idéia de "perder a cabeça", abandonar-se, deixar de lado a crítica. Assim como "não se faz sexo com o intelecto", também não se sente com o intelecto. Emoção é concebida pelos terapeutas corporais, de forma geral, como "e moção", ou *movimento para fora*. Nesse "mover-se rumo ao mundo externo", o corpo participa como elemento principal: emoção implica alterações fisiológicas. Não bastaria, portanto, "enlouquecer com a cabeça" ou verbalmente. O conteúdo emocional deve ser vivido na íntegra, literalmente. O autor fala da existência real e palpável da emoção no soma. E só com a participação do soma há a dissolução da estase energética, pois nele esta se evidencia. Em outras palavras, só se sente com o corpo. Mais especificamente, os músculos armazenam emoção. Percebe-se aqui outra limitação do trabalho exclusivamente verbal no tratamento das neuroses apontada pelo autor. O desencouraçamento necessita ser realizado tendo-se o corpo como objeto e objetivo. Lowen afirma que, se a neurose se encontra instalada no corpo, só será erradicada *pelo* corpo. E mais: corpo saudável significa mente e economia energético-emocional saudáveis.

Sigamos com mais uma das *corpações* lowenianas de conceitos psicanalíticos. Partindo daquilo que Freud denominou *compulsão à repetição*, Lowen enfatiza novamente o trabalho corporal como peça fundamental de um processo psicoterápico completo, afirmando que só por meio da revivência das experiências traumáticas originais o paciente tem condições de parar de repetir compulsivamente sua história de sofrimento afetivo. Fica claro nessa fala do autor que a psicanálise da qual Lowen se apropriou foi corporificada, inclusive nas suas premissas de causalidade, pois se é necessário que se revivam as experiências emocionais traumáticas originais para que o paciente abandone a compulsão a repeti-las na vida, seria necessário fazê-lo corporalmente na terapia. Assim, há aqui também uma *corpação* da regressão analítica: regredir é entendido por Lowen como reviver as experiências em vez de simplesmente falar sobre elas. Novamente, os exercícios têm a função de propiciar situações "laboratoriais" que repitam a vivência original, "levando" o paciente a sentir-se novamente como se sentira na situação traumática infantil. Trata-se de um recordar com afeto vivo, coisa que, segundo ele, a palavra seria incapaz de realizar. Regredir, no fim das contas, implicaria antes de tudo em retornar ao corpo, esse "livro orgânico" que registra a história pessoal.

Mais adiante, Lowen segue falando sobre a questão da "regressão bioenergeticamente compreendida", bem como colocando o papel da análise em sua teoria. Para isso, sintetiza os objetivos fundamentais da bioenergética: trata-se de uma terapia que se utiliza da regressão para buscar a progressão, ou seja, volta-se ao passado afetivo (por intermédio do corpo e da fala) para que o sujeito tenha condições de se impulsionar para o futuro, amadurecer e lidar melhor com seu universo emocional. Para Lowen, como já é sabido, é importante que o paciente possa ir se acostumando às cargas mais altas de excitação emocional a fim de aprender a contê-la nos momentos em que isso for necessário. Esse é o terceiro estágio do programa bioenergético, o *autodomínio*. Os dois primeiros são: *autoconscientização* e *auto-ex-*

pressão. Esse tipo de esclarecimento é importante para que não se pense a teoria como pura catarse pela catarse.

Lowen coloca a leitura do corpo como algo que remete diretamente ao passado, iluminando lugares que a palavra só poderá alcançar se tiverem sido anteriormente explorados pelo fazer corporal. O próprio inconsciente, aquém da palavra, não é mero discurso oculto da consciência, mas sim instância passível de abordagem não-verbal que, posteriormente, organiza-se nos moldes da linguagem. Para o autor, a fala emocional (ou emocionada) deve passar pelo orgânico para tornar-se autêntica. O reprimido é evocado pelo "rituais" bioenergéticos, manifesta-se e, então, é "batizado" pela palavra.

Durante o texto, Lowen transita entre duas formas de discurso: ou dá "corpo à palavra", ou dá "palavra ao corpo". Concluiremos esta análise com dois exemplos em que isso se evidencia.

Em primeiro lugar, o autor afirma que as pessoas que sofrem de uma sensação de vazio na barriga também se queixam de estar ausentes de si mesmas, desesperadas e vazias existencialmente. Lowen *corpa* a sensação de vazio da qual se queixam comumente os pacientes. Se invertêssemos os elementos da afirmação, teríamos algo do tipo: "As pessoas que se queixam de uma falta de si mesmas, bem como de uma sensação de desespero e vazio existencial, sofrem de uma sensação de vazio na barriga". Enfocando tal fala do ponto de vista clínico, teremos uma *queixa corporificada*. O corpo parece ser a ótica por meio da qual a experiência subjetiva e a percepção da realidade externa são decodificadas. O discurso, em conseqüência, atase ao orgânico.

No segundo exemplo, caminhando no sentido inverso da estrada, Lowen faz algumas considerações lingüísticas, colocando, entre outras coisas, a existência de certo antagonismo entre palavras começadas pela letra "d" e pela letra "b". Iniciando por "d", teríamos: *death* (morte), *die* (morrer), *do* (fazer, *performance*), *depression* (depressão), *damn* (maldição) e *doom* (destruição). Em oposição, com "b", teríamos: *birth* (nascimento), *build* (construir), *be* (ser, autenticidade) e o prefixo *bio*, que dá origem a tudo o que é vivo. Tomando os devidos cuidados – já que o próprio Lowen coloca essa observação "quase" no campo da brincadeira com letras –, valeriam alguns comentários a respeito. Na primeira "mão" da estrada, viemos do corpo à palavra e constatamos como isso pode ser invertido, dando à queixa do paciente (expressa pelo discurso verbal) uma conotação corporal: a fala do sofrimento é decodificada em áreas de tensão crônica (que possuem um histórico) a serem trabalhadas no nível corporal e também (paralelamente ou consecutivamente, dependendo do caso) no nível analítico. Mas se a palavra provém do orgânico e a própria imagem por ela evocada remete ao orgânico por meio da sensação, haveria aqui uma outra concepção implícita, outra mão oferecida pela estrada, que deveria ser melhor elucidada pelo autor: a representacionalidade está intimamente relacionada ao corpo. Representa-se não só com a mente, mas com todo o organismo. A mente poderia, nesse sentido, ser vista como um receptor e organizador de conceitos oriundos das experiências sensoriais, e não como uma instituição auto-suficiente. Nessa dita "brincadeira loweniana", parece haver algo mais sério, que implicaria em se redirecionar a concepção dos modos representacionais. Poderia tal "ousadia" ser uma *corpação* selvagem" do universo representacional? Não valeria a pena ir tão a fundo; afinal, nem o próprio Lowen o propõe. O importante, contudo, é atentar para todas as possibilidades que essa estrada oferece, independentemente de o autor dar prioridade a uma via ou outra, em alguns momentos.

9. NARCISISMO

Título original: *Narcissism: denial of the true self.*
Copyright © 1983 by Alexander Lowen, M.D.
São Paulo, Cultrix, 1985.
Tradução: Álvaro Cabral

Os anos 80 marcaram o surgimento da "geração saúde", do culto à imagem e ao corpo. Na música, Madonna exibe ao mundo sua barriga musculosa, que impõe novas tiranias ao corpo. Manuais de dietas e programas de exercícios prometem o corpo perfeito. Esse é o arquétipo da sensualidade feminina pós-moderna, comercializado e vendido pela mídia como sabão em pó. A mulher americana, agora executiva, independente e competitiva, diz saber o que quer; afirma ser dona de seu próprio corpo, de sua própria sexualidade. O homem, vaidoso e bem-sucedido, vai às academias de ginástica para "malhar" e tornar-se mais encantador; nesses "templos de Narciso", exercita-se e mira-se em centenas de espelhos que o refletem de todas as maneiras e ângulos possíveis. Acredita que se for mais bonito será mais feliz; confunde corpo bem moldado com corpo saudável; perverte o conceito de beleza, dando-lhe uma estética artificial, distante do orgânico.

Para Lowen, a estética corporal em voga atualmente ainda está calcada em imagens, não em realidades oriundas da corporalidade autêntica. O autor parece querer afirmar que mesmo após tantas transformações comportamentais, sociais e culturais ocorridas na sociedade americana desde a publicação de seu primeiro livro, em 1958, o ser humano continua incompleto, procurando a felicidade fora de si próprio, em modismos e fetiches tecnológicos.

Aqui, Lowen discorre a respeito do *self*, entendendo-o como uma instância corporal, um si mesmo palpável. Fala também em falso *self*, a imagem vazia, ilusória, distante dos sentimentos e da corporalidade. Para Lowen, o *self* verdadeiro é muito mais do que mera imagem mental: inclui a mente, mas também todo o corpo vivo. Se o corpo é o *self*, aquilo que se chama de auto-imagem deve estar em consonância com o corpo real. Um *self* inflado e engrandecido obscurece o real sentido de identidade do sujeito. Trata-se, na verdade, de conceitos importantes para a compreensão do papel do corpo na teoria, pois a noção de *self corporificado* aparece constantemente nas obras lowenianas. O *self* loweniano diz respeito ao aspecto sensível do corpo, ou seja, ao que o sujeito sente e experiencia corporalmente. É bom lembrar que, para Lowen, cada um é seu corpo; é esse o universo primeiro em que o homem habita. O *self*, então, pode ser compreendido também como o corpo vivo, incluindo-se a mente. Em distinção, o ego seria uma espécie de "eu mental". A importância desse tipo de assinalamento refere-se às modificações conceituais que o autor irá imprimir em relação às máximas psicanalíticas e psiquiátricas concernentes ao *self* e ao próprio narcisismo. É importante salientar que o autor se refere ao ego dando-lhe um correlato, a pele.

Assim como em termos psíquicos o ego estabelece contatos com a realidade exterior (permitindo a realização das pulsões do id), no nível do corpo ocorre algo análogo: a pele é a membrana permeável entre o eu e o não-eu. Tal fronteira "egodérmica" ao mesmo tempo que protege o organismo de agentes externos, propicia relações com o meio ambiente, essenciais à manutenção da vida. Essa é uma das muitas *corpações* do aparelho psíquico realizadas por Lowen. Podemos, aliás, tomá-la ao pé da letra ou no sentido metafórico. Lowen não parece preocupado em estabelecer uma nova "metacorporalidade" ou coisa semelhante. É a matriz orgânica, o corpo-corpo que a bioenergética visa resgatar.

Na verdade, o corpo acaba (mesmo que involuntariamente) funcionando como metáfora de um dinamismo psíquico qualquer. O próprio autor faz uma alusão "egodérmica" de dois tipos de caráter: o caráter esquizóide e o narcisista. O esquizóide é tido como alguém que possui pele fina, o que denota um ego frágil, já que a pele é a linha divisória entre o mundo interno e o externo. No caso do narcisista, a pele grossa implica a dificuldade de interagir com o meio externo, e um ego extremamente engrandecido, irreal. Não importa o que causou o quê. Essa leitura corporal poderia propiciar, mesmo no trabalho verbal, a compreensão dinâmico-estrutural sem a necessidade da atuação em nível corporal. Dizendo de outro modo, a *metáfora corporal* é justamente estender a corporalidade para a existência do sujeito, buscando em sua maneira peculiar de ser-no-mundo os indícios caracterológicos de seu sofrer.

Em *Narcisismo*, Lowen enfatiza, ainda, uma conhecida máxima de Reich: cada sociedade cria os tipos caracterológicos necessários para sua manutenção. Devido às transformações ocorridas neste século nos planos cultural, social e econômico, a sociedade ocidental cria hoje patologias relativamente distintas às estudadas por Freud na Viena do século XIX. A era vitoriana foi marcada por um moralismo ferrenho: sexualidade era algo revestido de espessa aura pecaminosa. Não que atualmente "tiremos de letra" as questões referentes à vida sexual. Mesmo nesse contexto pós-moderno, em que são legitimadas todas as manifestações sexuais "ortodoxas" e "alternativas", a sexualidade humana não é um assunto encerrado; ainda mais com o advento da Aids, que volta a pôr em xeque nossa condição de livres "buscadores de prazer". A moral vitoriana, contudo, propiciava o maior surgimento de psicopatologias diretamente ligadas à repressão dos impulsos sexuais.

Reich calcou suas considerações teóricas corporais na necessidade de "desamarrar" o corpo das tensões crônicas que impediam o livre fluir da energia, ou, mais especificamente, a busca da obtenção do pleno reflexo orgástico. Lowen, como herdeiro da consígnia reichiana, assinala algo diferente: o homem atual sofre principalmente do que denomina doenças narcísicas, que implicam um maciço investimento energético na imagem, ou falso *self*.[38]

As chamadas *personalidades narcisistas* caracterizam-se basicamente pela incapacidade de distinguir entre o que são em essência e o que acreditam ser. Houve a perda da real auto-imagem, principalmente no âmbito corporal. Identificam-se com o ego, são suas próprias realizações. Afastam-se do substrato corporal e edificam sua imagem no *ter em vez de ser*. Para Lowen, *ser* significa estar plenamente conectado com o próprio corpo e com os próprios sentimentos. Segundo ele, os narcisistas não conseguem obter real prazer ou envolvimento emocional nas relações. Não se relacionam com pessoas, mas com suas próprias imagens refletidas. Negam, conseqüentemente, seus sentimentos, e são justamente eles, ancorados na verdade do corpo, que poderiam levar ao contato com o verdadeiro *self*.

Lowen não crê na existência de um narcisismo primário como algo normal e até esperado no desenvolvimento humano. Para ele, só há narcisismo secundário, resultante de perturbações nas relações pais-filhos. Mesmo quando o indivíduo busca o prazer por meio do próprio corpo, como é o caso na masturbação, o corpo é reconhecido como *self*, não tomado como um objeto externo. No narcisismo, o falso *self* adquiriu uma realidade independente da corporalidade; por isso o corpo parece um estrangeiro habitando a mesma morada da imagem. Assim, o narcisismo seria uma perversão do impulso inato que o ser humano possui de buscar o outro. Da mesma forma, não existiria, para Lowen, o decantado "egocentrismo infantil". Haveria, sim, uma projeção narcísica dos pais na criança ("Meu filho é especial porque eu sou especial").

Lowen complementa, aqui, sua tipologia psicológica, agrupando os indivíduos em relação à patologia narcísica, cujas principais características são: negação de sentimentos e dissociação entre *self* e corpo. Apenas para citar, tais tipos são:

1. Caráter Fálico-Narcisista.
2. Caráter Narcisista (propriamente dito).
3. Personalidade de Fronteira (*border*).
4. Personalidade Psicopática.
5. Personalidade Paranóide.

Todos possuiriam claros distúrbios narcisistas. Mas, em que sentido a sociedade moderna contribui para o aparecimento desse tipo de problemática? Falamos anteriormente acerca do predomínio do ter sobre o ser. O autor afirma que vivemos imersos em uma cultura na qual a competição selvagem, a busca desenfreada de dinheiro, poder e prazeres e imediatos leva o homem a se distanciar cada vez mais de si mesmo. Os avanços da tecnologia criam a possibilidade de viver-se em realidades virtuais, em que o outro pode ser facilmente prescindido e a máquina ocupa o lugar do indivíduo. Ao sentir-se mais poderoso, o homem flerta com a possibilidade de ser Deus. Enquanto havia a crença cega em um ser onipotente, pleno senhor de nossos atos e destinos, os limites humanos pareciam muito mais claros. Agora, não. Lowen, de certa forma, compara o sujeito da atualidade a uma criança mimada, a quem foi dito que tudo poderia conseguir, bastando para isso que desejasse. Trata-se da *Era da Performance*: o importante é ter. Na era vitoriana, como já foi comentando pelo autor em *Amor e orgasmo*,[39] a premissa era: "amor sem sexo". Nos dias de hoje, "sexo sem amor". Essa é a diferença entre os neuróticos do século passado e os de hoje. A questão narcísica perpassa a relação "eu-outro", substituindo-a por "eu-eu", ou melhor, "eu-e-o-que-acredito-ser-eu". O outro é tornado um apêndice, cuja finalidade é satisfazer-me. O prazer pessoal tomou uma dimensão quase absoluta. Paradoxalmente, por se perder o contato com a emoção verdadeira nessa busca, o próprio prazer é vivido de maneira parcial e desvitalizada.

É baseado em casos clínicos que Lowen estrutura essa obra. A questão da fala aparece, às vezes explícita, às vezes implícita. Iniciemos a análise por meio dos objetivos bioenergéticos no tratamento de pacientes narcisistas.

O autor coloca que a bioenergética visa ajudá-los a recuperar os sentimentos reprimidos na infância e restabelecer contato com o corpo, reavendo, dessa maneira, a humanidade perdida. Lowen ressalta nunca ter considerado as técnicas corporais como o mais importante na terapia; a chave de um processo psicoterápico bem-sucedido está na compreensão que o terapeuta tem em relação ao paciente, pois sem ela nenhuma abordagem é eficaz. Ele fala da importância de um entendimento psicodinâmico e histórico do paciente antes que se proceda a qualquer fazer corporal técnico. Tal colocação nos mostra um Lowen preocupado não apenas em "mexer" no outro. É possível considerar que tal compreensão possa dar-se em vários níveis; compreende-se por meio do próprio corpo do terapeuta e de suas emoções, no âmbito contratransferencial; compreende-se ouvindo o que o outro tem a dizer. Durante todo o livro, percebe-se o autor interpretando bioenergeticamente a fala de seus pacientes, ou seja, buscando estabelecer pontes entre o discurso verbal e a dinâmica energético-corporal.

Uma vez que a obra trata do narcisismo, eis uma importante premissa a ser assinalada, especificamente em relação à diferenciação entre *self* e imagem. Evocando Kernber,[40] para quem os narcisistas ficam agarrados à própria imagem, Lowen traça algumas diferenças a serem consideradas entre seu pensamento e o psicanalítico. Para ele, auto-imagem não significa necessariamente o verdadeiro *self*, uma vez que pode estar excessivamente engrandecida, não correspondendo ao real. O *self*, volto a afirmar, é tido como eminentemente corporal. Por isso, a imagem real de *self* deve corresponder à imagem corporal que, por sua vez, precisa estar o mais próximo possível do corpo real.

Novamente, como em outros livros, Lowen preocupa-se com a criação de articulações sólidas entre o trabalho corporal e a atuação analítica, de cunho eminentemente verbal. Considera que a terapia é um processo em que se busca estabelecer contato com o *self*. Para tanto, as abordagens tradicionais usam técnicas como o trabalho sobre a transferência e a interpretação de sonhos, entre outras, com o fito de acessar a história do paciente e encontrar as origens de seu sofrimento. O autor atesta a importância dessas ferramentas de trabalho, mas aponta que nem sempre são suficientes, pois a supressão de sentimentos tem como resultado a repressão das recordações mais importantes; o paciente ergue muralhas defensivas cujo principal objetivo é impedir o contato com o verdadeiro *self*. Entrar em contato com essa instância é um procedimento psicoterápico que envolve mais do que palavras, diz Lowen. É preciso que o paciente realmente entre em contato com os sentimentos que escondeu de si mesmo e não apenas fale sobre eles. O trabalho verbal pode ser muito eficiente tanto no momento em que o terapeuta realiza sua função arqueológica, debruçando-se sobre o passado do paciente, quanto no momento de realizar a síntese entre o que foi corporalmente experienciado nos exercícios e a história afetiva. A fala – no caso, o *Onde dói?* que se pergunta ao doente – sempre foi, por excelência, o recurso capaz de conduzir a um diagnóstico mais acurado, bem como ao planejamento de terapêuticas eficientes. Essa é uma herança médica presente em todas as abordagens "psi". A bioenergética, entretanto, reconduz a queixa, como na medicina, ao corpo, estabelece diretrizes tangíveis e "musculares de intervenção".

É possível constatar que a fala é, em certos momentos, sucessora da intervenção corporal e, em outros, sua predecessora; em outros, ainda, ocorre quase como um apêndice dos exercícios, com o intuito de facilitar-lhes o fluxo emocional. Por isso, o paciente é encorajado a dizer frases relativas ao sentimento que está sendo expresso. Os exercícios de bioenergética, já dissemos anteriormente algumas vezes, trazem à consciência recordações significativas que, até então, encontravam-se inconscientes. Trazer o inconsciente à consciência é tarefa importante para qualquer linha psicoterápica analiticamente orientada. Palavra e exercício formam, na bioenergética, uma espécie de parceria. Vale realçá-la: exercício suscita palavra, palavra suscita exercício, exercício acompanha palavra. Pelo menos na teoria, as coisas funcionam dessa forma: corpo e palavra como balizas para a compreensão e para o fazer psicoterápico. *Expressar* e *compreender*, poderíamos sintetizar.

Para concluir a análise, e falando ainda das premissas expressivas da bioenergética, mencionemos duas passagens do livro que nos farão refletir sobre algumas dissonâncias entre teoria e prática:

1. Lowen relata uma das sessões com Linda, sua paciente, em que se colocou a poucos centímetros dela e perguntou-lhe se ela queria beijá-lo. Linda lhe respondeu que tal desejo seria indigno e sujo. Na sessão seguinte, pediu-lhe que estendesse a mão e o tocasse no rosto e dissesse que gostava dele. Disso adveio forte conteúdo emocional de medo e impotência em admitir seus sentimentos ternos. Claramente, o autor buscou trabalhar a questão edípica, ou seja, como o amor de Linda à figura paterna precisou ser sufocado devido à culpa. Eram, afinal, "sentimentos impuros" (sexualizados). Lowen afirma que não costuma beijar suas pacientes, mas as encoraja a expressar esse desejo verbalmente.
2. Em outra ocasião, após o término de um *workshop*, uma das participantes veio a ele verbalizando e demonstrando que estava sedenta por abraçá-lo. Interrompendo com a mão o ímpeto da mulher, perguntou-lhe se, por acaso, ocorrera-lhe que ele não estivesse disponível para ser abraçado. Era uma questão de olhar em seus olhos antes de entregar-se pura e simplesmente ao desejo. Aproveitando essa ocorrência, fala da importância de olhar antes de tocar. Só assim o outro passa a ser considerado, não tido como mero objeto à mercê de nossas necessidades.

Começando da última, vamos analisar as duas situações. De fato, quando o sujeito se permite "sair do próprio umbigo" e considerar as necessidades alheias, um grande passo está sendo dado para que a estrutura narcísica possa dar lugar à genitalidade plena. É verdade, também, que um terapeuta corporal acaba ficando muito mais exposto do que outros que só atuam no nível verbal. Na bioenergética, empresta-se o corpo para o paciente. É importante estabelecer-se o limite, mais ou menos estreito de acordo com as características de cada profissional. Da mesma maneira que o analista é tido como o detentor do poder, expresso pelo que fala e (cala), os terapeutas corporais, mesmo aproximando-se de seus pacientes, mantêm-se no comando e ditam as regras. Pode-se conjecturar que o lugar de poder na relação terapêutica não se instaura unicamente por meio do verbo; é decorrência daquilo que o paciente outorga ao terapeuta em função do processo transferencial e das peculiaridades referentes a algumas linhas psicoterápicas mais aderidas à Ordem Médica, na qual há alguém que cura (potente) e outro que é curado (impotente), devendo o último submeter-se ao primeiro. Parece que, na bioenergética, a decisão de como a expressão afetiva irá dar-se cabe ao terapeuta.

Na primeira situação, Lowen, o apologista da emoção expressa pelo corpo, opta por trabalhar verbalmente o desejo que suas pacientes possam ter de beijá-lo. Por que, especificamente, os sentimentos mais passíveis de serem sexualizados são trabalhados dessa forma? É jargão bioenergético dizer que cada terapeuta tem mais facilidade ou dificuldade para trabalhar com determinados sentimentos em função de seu próprio caráter. Às vezes, fica a impressão de que o autor lida mais facilmente com sentimentos hostis, como se "adorasse uma boa briga". Lowen se diz um caráter rígido. Seria fácil interpretar sua recusa em beijar ou abraçar seus pacientes como medo ou hostilidade inconsciente em relação à figura feminina. Afinal, o caráter rígido é um tipo sexualmente atraente, que exerce fascínio sobre o sexo oposto, mas é incapaz de verdadeira entrega afetiva à mulher, a quem considera inferior; e realmente "adora uma boa briga", quer ela seja lidar diretamente com a raiva do paciente ou dissolver tensões musculares à força das mãos. Mas interpretar o comportamento loweniano dessa forma seria, além de indelicado, inútil. A menos que o fizéssemos para demonstrar que cada terapeuta deve trabalhar consciente das limitações caracterológicas que possui,[41] em vez de ditar regras do que seja ou não ideal fazer no contexto clínico.

10. AMOR, SEXO E SEU CORAÇÃO

Título original: *Love, sex and your heart*
Copyright © 1988 by Alexander Lowen, M.D.
São Paulo, Summus, 1990.
Tradução: Maria Silvia Mourão Netto

Esse livro em muito se assemelha a um manual de auto-ajuda, tratando de assunto marcadamente psicossomático: a relação entre neurose e doença cardíaca. Lowen demonstra como as couraças e o medo de amar podem resultar em enfartos e outros males do coração.

As *metáforas cardíacas* são, durante todo o percurso do autor, conduzidas ao corpo real, concreto; mas é a partir disso que seguiremos desenvolvendo a noção de discurso corporal tocado pela corporalidade simbólica, apontando possibilidades de intervenção via verbo por meio do corpo que é visto e sobre o qual se fala na sessão de terapia.

Faremos, nesta análise, considerações sobre o excessivo pragmatismo da teoria loweniana, que incorre no risco de colocar de lado uma sutil instância humana: a capacidade de simbolizar e de ser por intermédio daquilo que se simbolizou, existir na metáfora do corpo mal-amado.

O autor novamente capta o espírito da sociedade americana nesse final de século, falando sobre os heróis contemporâneos, que não são mais os *cowboys* e os detetives imortalizados por Hollywood, mas, sim, os executivos temerosos e vazios, que arrebentam o coração de tanto trabalhar para obter maior *status* e reconhecimento social – como se isso fosse lhes garantir satisfação e paz. Morrer de ataque cardíaco é quase tão "heróico" hoje quanto era, no século passado, tombar em batalha. Esse novo herói americano luta desesperadamente para sobreviver nos belos, agradáveis e confortáveis escritórios de Wall Street.

Para Lowen, o coração é o centro irradiador do amor, o músculo que conduz Eros – o sangue, a vida – a todos os tecidos do corpo.[42] Não há nisso um sentido meramente metafórico; o autor afirmará que amar é basicamente uma *disposição cardíaca* de entrega ao outro. Perder o coração para alguém é envolver-se profundamente.

Se a bioenergética preocupa-se com tensões e relaxamentos musculares, é preciso lembrar que o *coração também é um músculo*, e o amor é, para ele, o melhor exercício, pois faz com que bata mais depressa e forte. Em função disso, pode enviar mais sangue à superfície

115

do corpo, carregando as zonas erógenas. Quando o contato com o outro é pleno e livre a excitação pode descarregar-se, e a sensação é de contentamento, prazer e paz; na medida em que isso não é possível, o músculo cardíaco só encontra o vazio e a pessoa experiencia a dor e a tensão da energia não descarregada.

Lowen coloca que expressões como: coração pesado e coração partido possuem um correlato corporal. Quando se é magoado pelo ente amado, a dor é física; o sangue retira-se da superfície do corpo e retorna ao coração, cerne do organismo, sobrecarregando-o e aumentando sua pressão interna. Rejeições profundas, ocorridas durante a infância, levam ao encouraçamento de toda a musculatura torácica, aprisionando o coração em uma "cela muscular". A pessoa que sentiu, no início da vida, tal dor, "isola" o músculo cardíaco para protegê-lo de mais ataques. Como resultado, não consegue mais amar, "entregar o coração". Isso, agregado a outros fatores como: tabagismo, sedentarismo e obesidade, pode levar a uma disfunção ou doença cardíaca. E até mesmo à morte, em muitos casos. Com essa obra, ele busca mostrar de forma clara *como é possível salvar o coração*, libertando dele as emoções reprimidas.

Para Lowen, a personalidade humana desenvolve-se em camadas, à medida que o indivíduo vai amadurecendo e vivenciando novas etapas existenciais. Para cada etapa há um sentimento fundamental correlacionado, que surge e inscreve-se. É importante citá-los:[43]

ETAPA	SENTIMENTO
Bebê	Amor
Criança	Alegria
Menino/Menina	Aventura/Desafios
Jovem	Romance/Êxtase
Adulto	Responsabilidade[44]

Na personalidade integrada, todos esses aspectos comunicam-se livremente entre si. No indivíduo neurótico, pelo contrário, há barreiras que impedem o fluir dos sentimentos do coração. O autor concebe essa estrutura de forma circular, como uma cebola, que se desenvolve de dentro para fora. Nesse sentido, o bebê seria "puro coração" e "coração puro", ainda não maculado pela dor. No adulto, instala-se o contato pleno com a realidade externa, realizado pelo ego. E no indivíduo cindido? como se daria – se é que se daria – a busca de amor? Para Lowen esta tem uma qualidade infantil, manifesta pelo desejo de ser pego no colo e cuidado. Por outro lado, quando a busca se realiza a partir do ego, o segundo centro do sujeito manifesta-se de maneira agressiva e exigente, criando uma fachada forte e decidida para ocultar sua fragilidade infantil, para proteger seu coração ferido. Resumindo, o indivíduo cindido está aprisionado entre suas demandas infantis e sua auto-imagem de adulto, calcada no ego. Na verdade, ao negar sua própria vulnerabilidade, transfere-a para o centro do coração, tornando-o vulnerável a um ataque cardíaco.

A cisão na personalidade entre a criança e o adulto, ou seja, entre os sentimentos do coração e o ego, pode ser vista também em *Narcisismo*,[45] e é característica dos tipos rígidos de caráter, como o próprio autor coloca. As estruturas rígidas e narcísicas se identificam primariamente com o próprio ego; a rigidez é uma defesa contra aquilo que Lowen chama de "primeira mágoa de amor". Há nessa afirmação uma idéia que parece interessante: a bioenergética aparenta ter uma mitologia acerca da gênese neurótica: *a primeira ferida*, ao mesmo tempo simbólica (pois representa inúmeras situações de desamor na relação com as figuras parentais pelas quais passou o sujeito) e concreta (uma vez que se inscreveu na musculatura por meio da tensão crônica). É certo que se fala aqui de uma causalidade um pouco estreita, mas que serve para apontar o quanto a rigidez representa uma defesa contra o medo de ser novamente magoado.

O "coração partido" (*broken heart*) não é um atributo unicamente dos caracteres rígidos, mas é uma de suas principais marcas caracterológicas (ou existenciais). Neles é possível notar o medo do *fall in love*, o "cair de amor", "ser derrubado pelo amor", render-se. Para proteger-se de novos "ataques cardíacos", o sujeito "tranca" o coração, suprime a dor da perda amorosa infantil contraindo não só a musculatura do tórax, como dito anteriormente, mas também enrijecendo a própria musculatura cardíaca, o que resulta em um estresse contínuo e na limitação da capacidade de respirar. Com o passar do tempo, tal "desamor encarnado no peito" pode levar à angina e a ataques cardíacos. Lowen procura apontar, então, a saída: por meio do trabalho bioenergético, pode-se favorecer a saúde cardíaca. Para tanto, é preciso investigar a relação existente entre doença cardíaca e perdas amorosas. Fala também como atitudes emocionais associadas a hábitos inadequados de vida podem levar à instalação concreta de problemas cardíacos. Como é possível perceber, as premissas presentes na obra são eminentemente psicossomáticas; de um tipo diferente daquilo que se encontra comumente nos tratados de psicossomática.

A bioenergética, como trabalho psicológico, parece tratar "mais corporalmente" as doenças físicas. Ou seja, a intervenção é direta no correlato corporal. Outras abordagens psicoterápicas acreditam que a palavra pode atingir instâncias orgânicas mais profundas. Para Lowen, como já é sabido, não. E é justamente isso que tentará provar durante toda a obra. Primeiramente, o autor evoca um conceito já consagrado na literatura psicossomática: o *Indivíduo do Tipo A*,[46] cujas características principais são: extrema competitividade, necessidade constante de vencer desafios, impaciência, supressão de sentimentos de raiva e hostilidade, entre outros. Tal indivíduo vive sob estresse constante, e está muito mais propenso a cardiopatias. Nas últimas décadas, esse tipo de comportamento tem sido encontrado também em mulheres, que agora competem no mercado de trabalho com a mesma agressividade – ou, às vezes, ainda mais agressivamente – que os homens. Lowen ressalta que, segundo os resultados obtidos por Friedman:

> As pessoas tipo A têm uma metabolização difícil da gordura no sangue, sejam elas saudáveis ou que já tenham alguma doença cardíaca. Ficou demonstrado também que os indivíduos tipo A têm níveis mais elevados de norepinefrina, o "hormônio combativo" no sangue. Afora isso, secretam mais ACTH, o hormônio que estimula a glândula adrenal a produzir hormônios corticóides de estresse, e menos hormônio de crescimento de pituitária do que o normal, ao mesmo tempo que têm reação mais intensa ao açúcar pela produção de quantidades excessivas de insulina. (Este dado é coerente com a observação de que o desenvolvimento do diabetes na idade adulta é um fator de risco para o surgimento da doença das coronárias.) Experimentos com ratos têm sugerido que a hostilidade pode também ter um certo papel. Quando o estado emocional dos animais é modificado de pacífico para hostil e agressivo pela estimulação elétrica de uma área do hipotálamo, elas reagem tal qual os indivíduos do tipo A: com níveis elevados de colesterol no sangue, com maior produção de norepinefrina e com aumento na pressão do sangue.[47]

Lowen prossegue citando Friedman, e coloca que o comportamento tipo A é causado em virtude da privação de amor incondicional, afeto e encorajamento que o indivíduo sofreu na infância. Para pessoas assim, a existência é uma eterna e solitária batalha, na qual a única saída é procurar sempre ser o melhor, vencer a todo custo.

Não é intento desta análise adentrar profundamente no complexo terreno da psicossomática, mas não podemos deixar de considerar a importância das colocações lowenianas a respeito das conseqüências fisiológicas do desamor. A partir de tais afirmações, será possível compreender melhor as atuações e as limitações do trabalho verbal na abordagem bioenergética da problemática cardíaca. O próprio autor parece oscilar entre uma "cardiologia poética" e uma "poesia cardiológica": fala sobre as matizes somáticas das dores de amor, explica qual a chave capaz de abrir a cela torácica que impede o sujeito de amar. Sua linguagem vai, então, do fisiológico ao psicológico, fazendo também o caminho inverso. Entretanto, uma constante em seu estilo é o uso de "alegorias lingüísticas", simbolismos cardíacos pictóricos que impedem que a obra, mesmo tratando de questões pertencentes ao campo da medicina, caia em um mecanicismo insípido. (Isso é, inclusive, uma característica da própria teoria, que ora adentra-se pelo biológico, ora pelo metafórico – como cabe às linhas ditas analíticas.)

Lowen, apoiando-se nos trabalhos de Lynch,[48] que cita estudos nos quais se evidencia menor incidência de ataques cardíacos em casados do que em solteiros, conclui que a solidão pode ser um "peso para o coração". Contudo, não se pode dizer que basta ser casado para estar livre das cardiopatias, pois, continua o autor, o estresse advindo da relação matrimonial desarmônica pode também levar a problemas no coração.

Muito é dito a respeito da associação entre estresse e doença cardíaca. Mas que tipo de estresse? Lowen demonstra, baseado nas pesquisas de Wolf e Goodell,[49] que dois níveis de estresse podem levar a cardiopatias: um é decorrente de situações estressantes provenientes do local de trabalho, e está claramente associada ao tipo A; o outro, associa-se a situações domésticas em que há desajustes matrimoniais e falta de amor.

O autor afirma que, de certa forma, é importante que um casal brigue, manifeste a hostilidade que, quando reprimida, envenena o corpo e destrói lentamente o casamento. Eis uma premissa bioenergética: a raiva deve ser "colocada para fora"; quando a atitude de "engolir sapos" se cronifica (cf. Lowen), é o coração quem sofre as conseqüências. Mas "colocar para fora" não deve ser confundido com atuação ou inconseqüência. A bioenergética não é "liberar geral" ou mera catarse, como criticam os antagonistas da teoria. A catarse tem

119

a função de libertar um conteúdo afetivo reprimido para que, por meio da autoconscientização, o paciente saiba entender suas emoções e controlar a expressão delas quando necessário.

Iniciamos o texto com algumas colocações que apontam para a associação do coração com o amor. Na concepção loweniana, como já é sabido, corporal e simbólico são dois universos que caminham juntos; não podem ser reduzidos nem a pura metáfora, nem a mero fisiologismo. Mas as *metáforas corporais* estão presentes em toda a obra, como poderemos ver a seguir. Primeiramente, algumas citações que permitem uma passagem do orgânico para o simbólico, do corpo para a metáfora (que se estrutura lingüisticamente). Uma das maneiras que o indivíduo tem de reagir aos estímulos do meio ambiente é por meio do movimento dos fluidos corporais, que fluem para a periferia (em situações de expressão afetiva) ou para o centro do corpo, (quando há contração e/ou inibição do fluxo de expressividade do afeto).[50] O amor necessita de algum tipo de proximidade. Pais distantes são verdadeiros "quebradores de coração" (*heartbreakers*). Pais sedutores fazem também, na visão do autor, um "estrago" parecido. Tanto a proximidade excessiva (ameaçadora de eliciar a "tragédia edípica" do incesto e suas conseqüências) quanto a falta de contato físico deixam marcas "cardíacas". Um ataque do coração, propriamente dito, resulta em cicatrizes no músculo. Um "ataque parental" ao coração da criança deixa cicatrizes na carne e no espírito.

Lowen supõe que a intensidade da vivência amorosa esteja intimamente ligada à qualidade do músculo cardíaco; nesse sentido, ancora na corporalidade expressões metafóricas como: *coração aberto, coração de manteiga* e *coração de pedra*. Já que o coração também é um músculo, sua qualidade depende de estar ou não relaxado; o tecido muscular cardíaco vai perdendo sua maciez com o passar dos anos – o que poderia subsidiar as noções de senso comum sobre pessoas que, ao envelhecerem, endureceram o coração, tornando-se rabugentas e irascíveis. Em contrapartida, um músculo cardíaco extremamente "macio" pode não ser capaz de trabalhar adequadamente, apesar de ter maior capacidade de contração e expansão. Com tudo isso, Lowen quer demonstrar que o coração jovem está biologicamente mais capacitado para viver a intensidade emocional do amor.

Outro lugar comumente ocupado pela palavra na bioenergética, já mencionamos, é a *palavra-mote*. No exemplo de Paul, Lowen parte da fala como tema para o trabalho corporal. A fala do paciente inspira, nesse caso, o agir sobre o corpo. Para complementar, seguiremos com o caso, que ilustra um típico processo bioenergético:

(...) "Existe uma tensão no meu peito", ele me contou. "Tem alguma coisa lá que quer sair." De repente ele percebeu que o sentimento que estava em seu peito era o de tristeza. "Tenho medo de minha tristeza", admitiu. "Sinto o quanto tenho sido solitário. Não tenho coragem de abrir meu coração." Quando a sensação de tristeza ficou mais funda, exclamou: "Mas como você pode fazer isso comigo? Está partindo meu coração". Paul falava no presente porque estava revivendo a experiência do coração partido. Quando falamos sobre a sensação em seu peito ele comentou: "Não há nada lá dentro, nenhum sentimento. Parece vazio. Não sinto meu coração". Para mim, essa declaração significava que ele não sentia o amor que ele havia bloqueado e alienado tão no início de sua vida. Para que pudesse sobreviver, Paul precisava regredir ao primeiro ano de vida. Deitado no divã, estendeu os lábios suavemente para a frente como um bebê que quer mamar. Quando fez isso, sentiu o anseio pela mãe que havia suprimido por tanto tempo e começou a chorar. "Eu quero você", e acrescentou: "Fico com medo". (...) Na terapia, Paul pôde reconhecer sua tristeza e discutir seu relacionamento com a mãe. "Pela primeira vez na vida, estou sentindo o que sentia quando criança", observou. "Coitado do molequinho. Isso me deixa maluco." Depois deu vazão a uma parte de sua raiva socando o divã.[51]

Vamos aproveitar o exemplo para "dissecar" a sessão, dividindo-a em momentos – didaticamente, é claro! – para que se possam compreender as passagens do agir verbal para o corporal:

1. Paul teve um *insight* bioenergético, percebendo tensões no peito e associando-as à tristeza e à impossibilidade de abrir o coração. Trata-se de um paciente já trabalhado corporalmente, o que facilita o surgimento de *insights* corporalizados.
2. A sensação de tristeza propiciou o diálogo no nível da fantasmagoria. Paul evocou a experiência do coração partido.
3. Lowen interpretou a fala do paciente bioenergeticamente, cogitando as amarras cardíacas que impediam Paul de amar. Não poderíamos chamar tal interpretação, a rigor, de *interpretação bioenergética*, pois não há o envolvimento direto da

corporalidade. Sabemos que geralmente tais interpretações são realizadas partindo-se de sonhos, do universo simbólico impalpável que traz em si a marca da carne, dos segmentos do corpo dispostos dinamicamente em relação aos anéis de tensão. Contudo, vamos chamá-la assim, uma vez que esse tipo de compreensão – mesmo quando é "mudo", ou melhor, quando não é dito pelo terapeuta ao paciente – é inspirado pela caracterologia loweniana: há, em última instância, barreiras musculares a serem vencidas para que se restitua a capacidade de amar. Partindo desse entendimento da fala de Paul, Lowen viu a necessidade de, com um exercício expressivo e regressivo, realizar uma busca descendente das causas do não-amor.

4. A tristeza, o peito vazio foram *motes* para o exercício proposto. Lowen caminhou, então, em direção à gênese mítica da clausura cardíaca. Voltar a sentir-se como o menino malamado de um ano de idade fez com que Paul compreendesse melhor seu drama. Tudo isso advindo da clássica máxima bioenergética: busca do afeto perdido (chave da prisão corporal). A palavra serviu ainda como possibilidade de síntese da experiência vivenciada, para que ela não ficasse restrita apenas ao âmbito da catarse.

Mas Lowen, em seguida, dá também um exemplo que mostra como a fala pode ter a função de negar os sentimentos que o corpo expressa. Em certa ocasião, estando acompanhado de uma mulher que trazia consigo sua filha, o autor percebeu no relacionamento entre ambas que a mãe olhava a criança com um olhar negro, cheio de ódio. Ao conversarem, a mãe negou que estivesse nutrindo por sua filha qualquer sentimento hostil. Lowen acredita que, evidentemente, essa mulher nem tinha consciência de seus reais sentimentos, mas estes não passariam despercebidos pela criança. O olhar negro de ódio foi desmentido pelo discurso, mas continuava ali, presente. Nenhuma palavra podia escondê-lo diante de alguém que soubesse "ler" a mensagem hostil. (Eis um exemplo de "psicopatologia da vida cotidiana".)

Lowen descreve, na clínica, como a negação discursiva dos sentimentos e da linguagem do corpo ocorre. O paciente chama-se Jim, 53 anos. O autor comenta que Jim era um homem bem-humorado, o que se fazia refletir em seus ombros largos e peito erguido. A metade inferior do corpo, contudo, dava a impressão de fraqueza: pelve estreita, pernas frágeis. Analisando o rosto do paciente, Lowen aponta a existência de uma expressão amistosa e angelical que, quando era abandonada, dava lugar a outra, de profunda tristeza, à beira do desespero. Ao ver refletido no espelho esse outro rosto, Jim não conseguia reconhecê-lo como seu; afinal, todos os seus amigos sempre o consideraram um homem contente. Seus ombros erguidos e sua voz aguda eram, segundo a leitura loweniana, uma defesa contra o sentimento de insegurança que se encontrava presente em sua personalidade. Se o paciente pudesse afrouxar os ombros e abaixar o tom de sua voz, muito provavelmente iria aliviar-se dessa tristeza profunda, acrescenta Lowen.

Mas voltemos aos assuntos do coração, tema fundamental da obra. Que relação possui a *fala mentirosa* com o "fechamento cardíaco"? Na concepção bioenergética, quando o "músculo do amor" se fecha, a pessoa passa a "falar com os dois lados da boca" (cf. Lowen), ou melhor, aquilo que diz não está realmente validado pela verdade emocional nem integrado à corporalidade autêntica; dessa forma, qualquer declaração de amor que faça é contradita pela desconfiança básica que apresenta em relação às pessoas. Alguém assim não poderia ser honesto consigo mesmo, pois nega seus reais sentimentos. Além disso, de acordo com o que pensa Lowen, quando a pessoa mente a si própria, tampouco consegue ser honesta com os outros. "Falar com os dois lados da boca" é uma *metáfora corporal* que denota justamente essa dicotomia entre razão (representada pela cabeça) e emoção (representada pelo coração). A negação de sentimentos é tida como uma "auto-mentira", que pode conduzir a "outrem-mentiras".

Falando agora da bioenergética como terapêutica ativa, surge outro lugar de inserção da palavra; já o mencionamos antes, mas ele agora volta a aparecer, abordado sob outros aspectos. Lowen *sugere* saídas (trabalho verbal) a seus pacientes mesmo antecipando, de certa maneira, que não poderão segui-las por estarem presos em armadilhas, incapazes de movimento e de escolha; há dor em partir, há dor em ficar. Para que esse "estado-de-coisas" deixe de existir, duas ações são necessárias: *entender* e *liberar*. Vamos tratar de compreender esses aspectos do *holismo* loweniano:

Entender: conhecer, desvendar as forças opressoras analiticamente e sabê-las dinamicamente. Eis um trabalho de índole analítica (realizado via palavra) cujo intuito é recriar a linha causal perdida.

Liberar: é expressar, exorcizar do corpo a mágoa infantil para que o organismo se liberte. Esse é o *holismo* bioenergético em sua manifestação primordial: curar é compreensão e descarga das emoções aprisionadas.

Também em relação ao coração, Lowen defende sua posição holística, afirmando que só é possível entender as enfermidades crônicas do coração se o paciente puder ser considerado como um todo, possuidor de órgãos integrados e de uma história de vida que pode tê-los marcado. A "cura cardíaca" só se dá, de acordo com essa visão, holisticamente, entendendo-se as causas do aprisionamento emocional e propiciando-se a "soltura" por meio dos exercícios bioenergéticos.

Mesmo atestando certa ineficácia nas terapias verbais, Lowen se utiliza de "prescrições" em sua clínica: dá sugestões diretas, estimula o paciente na direção de uma ação *determinada*, visando atingir um objetivo *determinado*. Um médico diria: "Tome duas aspirinas ao deitar"; Lowen sugere um exercício bioenergético ou alguma mudança de atitude que poderia trazer benefícios. A *palavra de prescrição* dirige o paciente, tendo como fundo a caracterologia. (Chamo isso de "lição de casa" ou "exercícios existenciais" e utilizo tal técnica muitas vezes em minha clínica, como pode ser notado no estudo de caso de Giovana.)

Qualquer "faça isso" ou "faça aquilo" loweniano é inspirado pela corporalidade; daí serem estímulos enfáticos, às vezes provocações, cuja função é "tirar o paciente do lugar em que está" e fazê-lo mexer-se.

Na abordagem dos problemas cardíacos, Lowen compara dois tipos de paciente: o oncológico e o cardíaco. Em ambos há o chamado "desejo de morrer", mas o autor faz uma leitura simbólica (calcada na realidade corporal) que diferencia a morte por cardiopatia e da morte por câncer. Simbolicamente, o ataque do coração é como a reação de pânico ocorrida quando um impulso de fuga irrompe consciente afora: tem o objetivo de levar o organismo a agir, rompendo a imobilidade. O impulso corporal do ataque cardíaco, da mesma maneira, é uma tentativa de romper as amarras musculares em busca de amor. "Morrer do coração" significa, entretanto, render-se, perder a fé na vida, posto que o coração é o representante corporal do amor e da esperança. No paciente canceroso, não se nota esse pânico avassalador – quase poético, em minha opinião – dos cardiopatas, mas, sim, uma resignação emocional corrosiva que leva ao desejo de morrer.

O conflito do qual a vítima cardíaca tem medo é justamente abrir-se para o amor, escapar da armadilha do coração defendido. Porém, qualquer atitude nessa direção deixa o pobre músculo desguarnecido. Essa paralisação pode ser comparada à parábola do macaco que meteu a mão em uma cumbuca para apanhar uma banana que lá estava. Ao fazê-lo, ficou preso e só conseguiria libertar a mão se largasse a banana, o que implicaria ficar sem ela. Preso, também não conseguia comê-la. O "neurótico cardíaco" está em uma situação muito parecida: abrir o coração é expô-lo a novas possibilidades de dor; mantê-lo fechado é impedi-lo de amar, o que também provoca sofrimento e solidão. Abrir o coração é um "deixar-se ir", permitir que as irradiações desse órgão amoroso alcancem o mundo externo à procura de um objeto.

Uma outra consideração importante de Lowen diz respeito a certa possibilidade de trabalho verbal: *a escuta do discurso do paciente*. A afirmação refere-se ao desejo de morrer, presente, como já assinalado, tanto no paciente oncológico como no cardíaco. O autor diz que a "desesperança cardíaca" e a "resignação emocional cancerosa" devem ser abordadas na terapia. Nesse caso, é importante que o paciente *fale* e que o terapeuta *escute*. Tal "continência auditiva" parece ser fundamental no tratamento, e a peculiaridade desse tipo de escuta é a presença "cardíaca" do terapeuta, cujo corpo se deixa afetar pelas vibrações energético-emocionais daquilo que o paciente fala.

Trabalhar bioenergeticamente é trabalhar com o coração, com a mente, com o organismo inteiro, enfim. Há que haver por parte do bioenergeticista a disposição de entregar-se ao processo, de emprestar sua energia ao outro, de "meter a mão na massa", literalmente.

11. A ESPIRITUALIDADE DO CORPO

Título original: *The spirituality of the body: bioenergetics for grace and harmony*
Copyright © 1990 by Alexander Lowen, M.D.
São Paulo, Cultrix, 1993.
Tradução: Paulo César de Oliveira

Aqui Lowen já é um ancião de 80 anos e, justamente nesse momento, passa a se preocupar mais especificamente com a espiritualidade, como é comum nas pessoas idosas que podem olhar para trás e vislumbrar realisticamente o que viveram enquanto caminham rumo ao futuro. Assim, está presente no livro uma síntese existencial do autor; ele parece ter chegado aos anos 90 disposto, pleno em vitalidade e coragem para enfrentar o fim do século.

Lowen inicia e termina a obra citando as três formas de graça descritas por Aldous Huxley em *The perennial philosophy*.[52] São elas:

1. *A graça animal*: que diz respeito à fé na natureza, à harmonia entre o ser e seu meio natural e entre o ser e seu próprio corpo. Lowen refere-se aqui à espontaneidade que os animais apresentam, nos quais o fluxo energético é livre, desencouraçado. A corporalidade atrela-se à natureza – já que dela provém – e cria uma unidade indissolúvel.

2. *A graça humana*: que se manifesta pela honestidade consigo próprio e com os demais. A ela estão associados sentimentos como a bondade, a amabilidade e a comunhão com os outros homens. Para atingir esse estado, é necessário primeiramente que o ser humano encontre a verdade de seu próprio corpo, ou seja, que se liberte das "amarras caracterológicas". Em segundo lugar, deve haver a transcendência do narcisismo que, segundo o autor, impede o contato pleno e autêntico com as pessoas e com a realidade externa.[53] O narcisista apenas olha para o próprio umbigo, para as próprias necessidades. Essa patologia (considerada por Lowen o "mal da sociedade contemporânea") impede que a graciosidade humana se manifeste.

3. *A graça espiritual*: que só é possível quando os dois estados anteriores já afloraram. Esse último estágio corresponde à conexão do homem com uma ordem superior que rege todo o universo.

Lowen segue tratando da espiritualidade humana. Diferencia o "tipo" ocidental do "tipo" oriental de espiritualidade. O primeiro calca-se na necessidade de controlar a natureza e na conceituação de saúde como uma operacionalidade ou aptidão para a vida. Os exercícios ocidentais são a prova disso: baseiam-se, em sua maioria, na tecnologia, na mecanização do movimento por meio de máquinas e de programas antinaturais de ginástica que mais visam à aparência perfeita do que à saúde. Trata-se, portanto, da busca do "como se faz", do "como se domina essa ou aquela técnica" para obter-se "essa ou aquela imagem ideal" ditada pela mídia.

Outra prova da cisão mente/corpo na cultura ocidental é o próprio *locus* que nela ocupa a espiritualidade: *a mente* é a morada do espírito; o corpo, sua casca. Essa dicotomia cartesiana opõe-se a tudo aquilo que pregam as culturas e as religiões orientais, para as quais o *corpo* é central e dele emana o espírito. Nesse contexto, busca-se harmonia com a natureza e com o universo, partindo-se da corporalidade. Não é à toa que as técnicas corporais advindas dessa forma de pensamento não primem pelo desenvolvimento muscular ou pela ditadura da performance. Tanto as artes marciais quanto a ioga e o *tai chi chuan* são exemplos irrefutáveis da preocupação oriental com o bem-estar holístico por meio do qual pode florescer a espiritualidade.

Justamente por tentar controlar a natureza em vez de ser uno a ela, o homem ocidental perdeu, segundo Lowen, sua graça. Mas como definir, antes de tudo, o que é graça? Lowen a concebe como soltura corporal, harmonia, capacidade de entrega às sensações sexuais e aos sentimentos vindos do corpo. A pessoa verdadeiramente sexual possui um corpo flexível, que irradia energia, vivacidade e prazer ao se mover. É, portanto, graciosa como um animal. Aqui há uma apologia ao "Partido da Natureza".[54]

Lowen afirma que a perda da graça se dá ainda na infância, quando as expectativas externas contrariam os desejos e as necessidades da criança. A saber, tais "pressões" advêm dos pais (como já foi demonstrado e enfatizado inúmeras vezes por Lowen em quase todos os seus livros). O controle dos sentimentos não desejados pelos pais leva a criança a contrair sua musculatura para anestesiar-se. Cria-se uma espécie de condicionalidade para o amor paterno: "Só irei amá-lo se você não sentir raiva", "Sexualidade é uma coisa suja, indigna da filhinha do papai. Livre-se disso!" e outros discursos (explícitos ou não) do gênero.

Durante todo o texto, o autor realiza pontes entre as teorias orientais e a bioenergética, afirmando que a última segue também os preceitos holísticos que pregam a ligação do homem consigo mesmo e com o universo. A tentativa loweniana de aproximação entre Oriente e Ocidente não é nova, como já pudemos constatar. Mas, ele adverte que, apesar de as técnicas de meditação ou de relaxamento serem extremamente benéficas à saúde, não são abordagens corporais eficazes no tratamento do pólo corporal da neurose, haja vista não tratarem das tensões caracterológicas.

Utilizando o paradoxo oriental do *Tao*, cujos opostos – *yin* e *yang* – complementam-se ao mesmo tempo que seguem direções opostas, Lowen atesta que quando a energia do amor ascende à cabeça, o homem se sente conectado ao universo; quando desce à pelve e aos membros inferiores, conectado à terra. O autor cita o texto *Superposição cósmica*[55] de Reich, para dizer que a vida é a interação entre *yin* e *yang*, feminino e masculino, duas ondas energéticas girando "em torno uma da outra numa ação criativa".[56] É essa a dinâmica de tudo o que é vivo; daí o fluxo energético caminhar para duas direções antagônicas não ser algo paradoxal, bioenergeticamente falando.

Em função da concepção energética acima descrita, Lowen concebe a espiritualidade como um atributo do corpo. Utiliza para isso uma metáfora que explica melhor a questão céu-terra presente no homem: Quanto mais para o alto crescerem os galhos de uma árvore, mais para o interior da terra deverão crescer suas raízes. Da mesma forma, quanto mais enraizado e conectado ao chão estiver o sujeito, quanto mais estiver assentado *corporalmente* na terra e nas realidades interna e externa, mais ligado estará ao universo e à Ordem Superior. Nessa perspectiva, o divino não é alcançado pela razão, mas pela corporalidade. Lowen acredita que o homem não pode ser mais espiritual do que é sexual. Sexualidade plena é a marca do indivíduo sadio. A espiritualidade não é banida para os domínios do não-corpo. Um exemplo disso seria o conceito de *kundalini*, a energia vital que, segundo os iogues, emana do chão e jaz como uma serpente enovelada na base da coluna vertebral.

A transcendência, para Lowen, pode ser atingida por vias sexuais ou não. Sexualmente, transcende-se por meio do orgasmo: o eu é tragado pela energia e pelo sentimento. Na experiência mística, transcende-se pela diluição do eu. Em ambos os casos, segundo o autor, o espírito possui o sujeito, ou seja, a corporalidade assume o comando sobre o ego.

Na *corpação* da espiritualidade presente nessa obra, Lowen demonstra que o corpo não é o receptáculo do espírito, mas justamente o contrário: é o espírito tornado carne. Haveria no cerne do ser humano um canal que o liga à alma corporal. *A consciência superior está ancorada no corpo; a espiritualidade é, por conseguinte, um estado de inter-relação harmônica entre corpo, mente e emoção.* A isso o autor chama *estado de graça*.

Uma metáfora loweniana explica a concepção bioenergética de espírito: para ele, o espírito é como uma chama que transforma matéria em energia, é pura combustão do corpo, processo que transforma matéria em energia.

Uma vez *corpada* a espiritualidade, vamos partir agora para outras *corpações* conceituais realizadas pelo autor no decorrer da obra.

Iniciaremos com uma definição bioenergética de *saúde*. Lowen concebe saúde como radiância e fulgor corporal que se manifestam na graciosidade dos movimentos, no calor e na maciez da musculatura. Além disso, fala acerca da espiritualidade inscrevendo-a no corpo, sem apelar para misticismos. Deus é mencionado em vários momentos do texto; desmistificar o espírito, contudo, não é o mesmo que assumir uma postura ateísta. Parece que Lowen quer implicar o não-palpável nas contingências da carne e da energética humana. Agindo assim, postula a necessidade de que o espírito seja "encarnado" conceitualmente, já que a bioenergética visa ao trabalho no nível da concretude empírica, não da abstração metafísica ou religiosa. Em continuidade, define a graça por intermédio do *holismo* que compreende carne e espírito. Teologicamente, graça é concebida como a influência divina que age no coração humano para santificá-lo, regenerá-lo. Bioenergeticamente, poderia ser definida como "o espírito que dança dentro do corpo", a graciosidade de movimentos vivificada pelos sentimentos, a amabilidade humana diante de todas as criaturas da natureza. Parece implicar uma espécie de religação com o mundo por meio do orgânico, que "tira o homem de seu pedestal egóico" e o devolve à condição de filho da Vida (ou de Deus). A bioenergética teria, nesse sentido, a função de reaproximar o sujeito de sua essência natural, devolvendo-lhe a graça sufocada pelas couraças caracterológicas. O neurótico é visto aqui como alguém que se perdeu de seu verdadeiro caminho, o qual só pode ser recobrado pelo corpo.

A noção de caráter é indissolúvel da corporalidade. Assim, o mesmo se dá com os traumas emocionais responsáveis pela estruturação caracterológica. Os sentimentos inscritos no corpo deixam marcas musculares, quer sejam eles prazerosos ou não. Quando são prazerosos, o resultado é a graciosidade – uma espécie de "cicatriz benigna"; quando não, a dor passa a ter uma existência concreta na carne, não é, como se fala comumente na clínica, apenas "dor psíquica" ou "dor emocional". Dor é um fenômeno eminentemente físico. Lowen delimita o lugar da dor de amor perdido: seu *locus* é o peito. Tal afirmação leva-nos a considerar que a bioenergética necessita trabalhar quase que aderida ao modelo médico; a dor se localiza em algum lugar e provém de algum lugar. Mesmo sob premissas holísticas, o tratamento é, às vezes, *tópico*.

Um lugar que usualmente "armazena" sentimentos é a barriga. Lowen se utiliza do termo "choro de barriga" (*belly cry*) para indicar um tipo especial de choro, que expressa tristeza profunda. Barriga é tida como instância corporal que dá o grau de profundidade, de "entranheza" da tristeza. É depositária, também, de outro sentimento: o vazio interior. Quando um paciente relata que se sente vazio interiormente, seu discurso pode até mesmo ser compreendido sob premissas existenciais de busca do sentido para a vida; mas é inicialmente *corporizado*, reduzido à fala corporal. O paciente que possui *barriga chata* sente vazio e vice-versa. Ao respirar superficialmente, o sujeito reprime os sentimentos associados ao abdômen, e para reconectar-se com eles deve viajar ao interior de sua corporalidade esquecida. Só assim conseguirá, de acordo com a ótica bioenergética, *preencher-se de si mesmo*.

Em seus livros, Lowen sempre busca explicitar e tecer correlações entre as palavras e o soma, chamando a atenção para a origem corporal de termos usados cotidianamente por todos nós. Um exemplo disso é a analogia feita com a palavra *inspiração*. O sujeito inspirado é literalmente *vivificado pela respiração*. O autor não trata o assunto de modo a aceitar que se inspirar seja unicamente ter uma influência divina "despencada dos céus" sobre a cabeça. Essa redução das palavras à sua origem corporal, a criação de inúmeras *metáforas corporais* extremamente significativas para que se entenda a história do sujeito. Mas sempre é útil advertir que não nos percamos nos simbolismos quando nos referimos a Lowen; para ele o corpo transcende o simbólico, não vice-versa. Respirar é, antes de tudo, o processo fisiológico que permite ao homem até mesmo "viajar" intelectualmente nas esferas do não-tangível.

Na bioenergética, a respiração goza do mesmo grau de importância que na ioga e em tantas outras práticas orientais. A vida instaura-se por meio do sopro divino, manifesto pelo ato de respirar. Respirando estamos mais próximos de nossa realidade somática, mais centrados em nossos próprios sentimentos. Lowen cita o trabalho reichiano realizado com a respiração, que poderia ser chamado de *corpação da atenção flutuante*. Segundo Lowen, Reich acreditava que quando um paciente suprimia algum pensamento ou emoção, continha sua respiração e, em vez de apontar esse fato, Reich apenas solicitava que o paciente respirasse livremente. Ao fazê-lo, os conteúdos represados podiam fluir livremente. Notamos, então, que nas abordagens corporais, a atenção flutuante não visa captar somente uma mensagem latente por meio do conteúdo verbal manifesto. A maneira como se dá a respiração, seu ritmo, suas interrupções, pode, em muitos momentos, suplantar essa escuta analítica clássica. Talvez nem pudéssemos falar somente em *escuta*, mas sim, também, em *visão* analítica do discurso inconsciente.

Seria difícil imaginar uma relação terapêutica bioenergeticamente orientada que não fosse instaurada sob a égide da corporalidade. Lowen demonstra a dimensão espiritual presente no contexto psicoterápico, que se dá, basicamente, por meio do "olho no olho", outra consígnia corporal: ser psicoterapeuta é *saber olhar* verdadeiramente para os olhos do outro, é permitir-se reconhecer e ser reconhecido nesse olhar. Qualquer relação, não somente a psicoterápica, pode beneficiar-se da força do olhar, que dá às palavras um conteúdo emocional positivo. Olhar verdadeiramente é dizer: "Eu estou aqui. Quero entender o que você me diz. Eu me importo com você". Trata-se de uma continência muda energizada pelo corpo, que prescinde do diálogo verbal. É possível que se leiam tais colocações também como uma crítica velada à psicanálise, que não adota em seu *setting* o "olho no olho". Se o corpo *fala*, é necessário "ouvi-lo com os olhos" – pelo menos na concepção loweniana parece ser assim.

A primeira sessão de psicoterapia de Lowen com Reich já fora descrita anteriormente em outra obra,[57] mas em *A espiritualidade do corpo* o autor revela alguns detalhes curiosos: Lowen se deitou no divã, vestindo apenas um *short*, e Reich o instruiu para que respirasse. Dez minutos depois, o mestre o advertiu para o fato de que não estava respirando. Lowen respondeu que obviamente estava respirando; caso contrário, não se manteria vivo. Reich o fez perceber que, mesmo respirando, o peito de Lowen não se movia. Falando isso, pediu a Lowen que colocasse a mão em seu peito. De fato, o peito de Reich se movia para dentro e para fora enquanto ele respirava. Lowen se esforçou para proceder de maneira idêntica. Após alguns minutos, Reich pediu-lhe para abrir bem os olhos, e um grito irrompeu involuntariamente da boca de Lowen. Em seguida, Reich solicitou-lhe que parasse de gritar, pois acabaria por incomodar os vizinhos. Lowen prossegue dizendo que após Reich pedir-lhe para que falasse todos os sentimentos e pensamentos negativos que tivesse em relação a ele, Reich buscou dedicar várias sessões à respiração de Lowen, visando trazer à tona as transferências negativas para que pudessem ser analisadas e dissolvidas.

A orientação reichiana é facilmente percebida na bioenergética de Lowen. Tanto a preocupação com o manejo da respiração – que evoca conteúdo emocional reprimido – quanto o trabalho com a transferência negativa são marcas claramente vegetoterápicas. Nota-se também uma prerrogativa holística: a respiração bloqueada (pólo corporal) como representante da repressão. Se um pensamento ou sentimento é "superegoicamente incorreto", o corpo trata de demonstrá-lo, atuando no sentido de impedir a livre expansão do fluxo energético. A palavra parece levar a manifestações somáticas e vice-versa. Novamente, fica-se diante da estrada de mão dupla que vai do corpo à fala e da fala ao corpo.[58]

O amor, como já foi visto anteriormente,[59] é também um sentimento "corporizável". Outro exemplo que fala da *corpação* (ou, mais especificamente de uma visão topográfico-corporal das emoções) são as referências lowenianas à raiva que, ao ser reprimida, passa a "habitar" os músculos das costas.

Lowen fala também acerca de um sentimento "não-corpável": a culpa. Ele não quer conceituá-la do ponto de vista moral ou ético; refere-se, pelo contrário, a um *sentimento de culpa* que não necessariamente tem a ver com a culpa real diante de um delito cometido. Baseado nisso, pergunta usualmente a seus pacientes se sentem-se culpados em relação à sexualidade, mais especificamente em relação à masturbação. Porém, se tal sentimento não pode "encarnar-se", o autor o enfoca corporalmente de outra maneira. Não há um correlato corporal específico para a culpa, mas esta é entendida como uma sensação corporal genérica e inespecífica, que não pode ser imediatamente "agarrada". Grandes tensões corporais podem causar no sujeito um sentimento de "auto-estranheza" que ainda não é culpa. De qualquer forma, culpa não seria um sentimento "puro", mas algo decorrente de outras vivências sentimentais, essas sim, "corporáveis" – como as reprovações que os pais, na infância, fizeram à sexualidade do paciente, por exemplo.

A bioenergética entende o ser humano como uma criatura segmentada e harmonicamente integrada, na qual a energia flui tanto no sentido ascendente quanto no descendente. Os segmentos em questão seriam:

- segmento da cabeça;
- segmento do pescoço;
- segmento do tórax;
- segmento da cintura;
- segmento abdominal/pélvico.[60]

Partindo-se desse esquema estrutural, apontaremos algumas *corporações* de modos de ser do sujeito instaurados devido à desarmonia segmentar. Para Lowen, quando um segmento de ligação se encontra alongado, isso significa que há maior distância entre as estruturas principais. Em função dessa constatação, ele irá afirmar que pessoas com o pescoço alongado se acham provavelmente superiores às demais, e pessoas de pescoço curto estão mais próximas da natureza animal. Lowen não nega a influência de fatores genéticos; afinal, tentar definir psicologicamente alguém de acordo com o tamanho de seu pescoço pode parecer, a outras teorias, algo estranho. A própria leitura corporal talvez deva levar em conta fatores genéticos, pois o sujeito vem ao mundo com uma estrutura mais ou menos definida. Querer dizer que toda marca corporal ocorre em função de traumas infantis é um grande exagero. Felizmente, Lowen não nega esse fato – mesmo que pareça dar muito pouca importância em suas *corpações*.

O entendimento das psicopatologias clássicas pode ser realizado tendo-se como crivo o referencial segmentar, e este pode ser um importante instrumento para as leituras corporais. Lowen afirma que existe uma absoluta correspondência entre dinâmica estrutural e personalidade devido à identidade funcional entre ambas. As condições psicopatológicas refletem, então, desarmonias corporais. Através dessa ótica pode ser lida, por exemplo, a esquizofrenia. A cisão esquizofrênica poderia ser considerada uma *metáfora corporal*, tão-somente. (Se bem que nas metáforas há sempre o tão falado correlato corporal palpável e visível.) Lowen não quer dizer que o esquizofrênico é inteiramente desarticulado corporalmente; caso isso ocorresse, seu corpo desmoronaria em cinco partes, pelo menos. Lowen crê na existência de duas verdades corporais plenamente consonantes: a *verdade fisiológica* e a *bioenergética*. Segundo tal premissa, a cisão esquizofrênica não aparece somente na personalidade, mas também no corpo. A cisão no corpo ocorre quando não há senso de conexão entre os três segmentos principais do corpo humano: cabeça, tórax e bacia. Há pessoas, diz Lowen, "cujas cabeças não estão ligadas ao coração e cujo coração não está ligado aos órgãos genitais. Em todos esses casos, a pessoa percebe a existência de tensões nos músculos do pescoço e da cintura, as quais limitam o fluxo de excitação entre os grandes segmentos".[61] É óbvio que os segmentos permanecem interligados pelos nervos e pelos vasos sangüíneos, mas isto é o reflexo da integridade inconsciente do organismo. Conscientemente, a integridade é rompida pelo corte da onda excitatória que deveria fluir na superfície do corpo.

O autor atesta a importância de *corpar* a personalidade, pois o universo corporal e os processos emocionais a ela relacionados são como os alicerces de uma casa. Todavia, se as instâncias simbólicas são *corpáveis* pela bioenergética, também são "metaforizáveis" as corporalidades. Pode-se, por conseguinte, caminhar no sentido inverso ao loweniano, transportando para o terreno do símbolo aquilo que é concreto. (Nesse sentido, as *metáforas corporais* possibilitam certo "retorno ao impalpável" presente no *setting* terapêutico, no qual nem tudo é passível de formatação ao modelo propedêutico médico.)

É sabido que Lowen sempre busca reduzir quaisquer expressões lingüísticas que tomem o corpo como temática às raízes bioenergéticas. Talvez "reduzir" não seja o termo adequado; mais exato seria dizer que o autor realiza uma "arqueologia orgânica" da linguagem por acreditar que ela provém do terreno corporal. Um exemplo disso evidencia-se quando fala do amor. Desfazendo uma prosaica expressão lírica acerca do tema, o autor conduz o simbólico de volta ao corporal quando diz que a imagem de dois corações batendo como se fossem um não é *somente* uma metáfora ou uma forma poética de cantar o amor. Bioenergeticamente, *ama-se com o corpo, antes de mais nada*; o que não significa excluir a abstração, a imagética do afeto. Há que atentarmos, então, para um fato importante: *Lowen não invalida ou impossibilita a metáfora.*

Sentimentos como a altivez e a humilhação são também explicáveis por meio do corpo. Aqui, Lowen realmente nega a possibilidade de metáfora. Para ele, há no indivíduo de "espírito humilhado" uma realidade física palpável. O clássico exemplo seria o caráter masoquista, em cujo histórico está presente a necessidade de sufocar a raiva e a revolta diante da submissão vivenciada nos primeiros anos de vida. Lowen afirma a autenticidade física da humilhação comparando o humilhado a um "cachorro com o rabo entre as pernas", condição que pode ser posta às claras pela leitura corporal e que sugere, por si só, todo um encadeamento de ações terapêuticas diretas no corpo – a saber, fortes tensões na região pélvica e nas nádegas. Mesmo assim, consideremos a possibilidade de "ficar com a metáfora", de tentar mostrar ao paciente como o seu estado corporal propicia a cristalização de um "padrão existencial" humilhado: "rabo entre as pernas" pode aludir ao temor da castração (leia-se "pênis entre as perna). O paciente humilhado curva-se, abaixa a cabeça e, literalmente, mantém-na abaixada por meio da musculatura cronicamente tensionada. Quando o autor quer submeter a metáfora ao corpo ou mesmo desqualificá-la, fica-me a impressão de que ele se refere a um "faz-de-conta", como se quisesse atestar que o simbólico não pudesse ter sua importância na determinação dos estados psicopatológicos. Será que o humilhado não carrega algo além de sua "musculatura neurótica", determinada pelos maus-tratos ocorridos na infância? Qual a "cruz" do neurótico? Pode-se dizer que são as couraças ou, quem sabe, a própria história mal editada, incompleta. Lowen crê na primeira hipótese e, por isso, em alguns momentos, parece não querer perder tempo com abstrações que não levem ao fazer psicoterápico objetivo proposto pela bioenergética.

Já que criamos o termo *metáfora corporal*, chegou o momento de diferenciá-lo do conceito loweniano de *interpretação bioenergética*. O autor refere-se à *interpretação bioenergética* quando exemplifica seu trabalho com os sonhos dos pacientes. Interpretar bioenergeticamente um sonho é, como já vimos, lê-lo a partir da dinâmica do corpo. Em todos os exemplos de sonhos há alguma "anatomia" presente: o paciente sonha realmente com alguma parte de seu corpo ou qualquer outro tema corporalmente relacionado. Mas da mesma maneira que um psicanalista interpreta o discurso verbal dando-lhe uma outra leitura, o bioenergeticista interpreta o *discurso corporal*. Para um leigo o discurso verbal significa somente aquilo que está explicitamente sendo dito. Quando não se é treinado na leitura corporal, olhar o corpo do paciente é captar-lhe o significado imediato que a visão apreende: corpo alto, baixo; magro, gordo; feio, bonito. Talvez seja possível captar até um pouco além: corpo harmonioso, desarmonioso; "leve", "pesado"; "solto", "preso" – se bem que tais percepções podem estar carregadas da subjetividade do terapeuta. Na bioenergética enxerga-se além daquilo que é visto, assim como na psicanálise o analista escuta além do que foi falado. Ou seja, partindo-se do crivo da decifração corporal, ler o corpo pode ser interpretá-lo. Além disso, o termo "interpretar" dá à leitura corporal um caráter de versão, não de verdade única e definitiva.

Quando Lowen utiliza a corporalidade para explicar dinâmicas psicológicas e existenciais, falamos em *metáfora corporal*, pois se torna viável usar tais alusões sem o comprometimento compulsório com as técnicas corporais. Nas *interpretações bioenergéticas* o corpo é, foi ou será trabalhado diretamente por meio de exercícios, que, às vezes, influenciam o próprio sonhar. Falar em *metáforas corporais* pode ser uma forma de escapar das armaduras, ou melhor, das *armadilhas* musculares. Metaforizar por intermédio do corpo não implica ter de fazer algo "bioenergético" com a musculatura; não há a intenção de dissolver as couraças nesse caso. Tais metáforas podem ser específicas da história de um paciente ou representar atitudes e "existencialidades" humanas mais genéricas. (Como demonstrado no estudo de caso de Giovana.)

Dito isso, é hora de realizarmos outra leitura didática de um dos casos citados por Lowen no livro. A paciente, uma jovem, queixava-se de falta de prazer e de satisfação existencial. Quando Lowen pediu-lhe que ficasse em pé, observou que seus joelhos estavam travados e que o peso do corpo era depositado sobre os calcanhares. Demonstrando a ela que essa posição propiciava-lhe um equilíbrio instável, pressionou levemente seu peito, o que fez com que ela caísse. Em uma segunda tentativa, a paciente compreendeu o significado de sua postura, dizendo: "Isso é o que os meninos chamam de 'calcanhar redondo' (...) Significa que eu sou uma garota fácil".[62] A paciente, de fato, não conseguia resistir a eles. Lowen pediu-lhe que flexionasse levemente os joelhos e deixasse o peso do corpo deslocar-se para a frente. Assumindo essa posição, ela não seria mais uma garota fácil, de equilíbrio precário, conclui o autor.

Nesse caso, Lowen detectou um estado corporal e a paciente o relacionou a uma atitude psicológica. Obviamente, um calcanhar redondo não pode proporcionar equilíbrio. Uma "menina de calcanhar redondo" cede facilmente ao desejo do outro, oscila para a frente e para trás como um "joão-bobo", aquele brinquedo inflável de base arredondada que tem na possibilidade da queda o único caminho de retorno ao eixo. Fazer-se de "calcanhar redondo" pode significar um artifício para não ser definitivamente "derrubada", para não "cair de amor" *(fall in love)*. Tudo isso não quer dizer, porém, que os calcanhares da paciente sejam realmente redondos. Por meio da análise corporal, essa jovem obtém um *insight* a respeito de sua condição existencial. A metáfora pôs a nu algo implícito, decodificou corporalmente e deu nome ao drama da falta de prazer e satisfação da paciente, à precariedade de sua segurança, à falta de uma base sólida por meio da qual lançar-se rumo à vida. Houve, sim, um procedimento corporal direto: Lowen *tocou* a paciente como que para demonstrar-lhe a falta de equilíbrio. Mas houve também a inscrição do sofrimento no terreno do simbólico. Talvez a concretude do toque tivesse auxiliado o *insight*; provavelmente, foi o que aconteceu de fato. Todavia, parece que o autor tentou pontuar que o corpo pode falar com propriedade a respeito da dinâmica psicológica, evitando-se, então, os "vôos de imaginação". Lowen outorga ao corpo uma imensa capacidade de objetivação do subjetivo.

Ainda em relação ao exemplo de caso, uma última pergunta poderia ser feita: será que se está falando de *metáfora corporal* ou de *interpretação bioenergética*? Na verdade, em ambas. Nem sempre se pode separá-las, dependendo do contexto no qual se encontram. Até agora nos preocupamos em tentar demonstrar como o corpo pode tornar-se objeto da linguagem verbal. Passemos agora a mostrar como o autor lê e interpreta o corpo, inserindo-o no contexto da causalidade, ou, dito de outra forma, fazendo *interpretações bioenergéticas*. Para falar destas, nada melhor do que nos servirmos daquilo que o autor tem de mais valioso: sua prática clínica e mais um dos casos com os quais ilustra a obra. Nele será possível enxergar como se interpreta analiticamente, na visão de Lowen, a dimensão da corporalidade.

A paciente, Barbara, sofria de terríveis crises de diarréia provocadas pela ingestão de açúcar ou de alimentos doces. Tratava-se de pessoa extremamente controladora: além de controlar seus sentimentos e os fatos de sua vida, buscava também controlar a terapia por meio da racionalização e do não-envolvimento afetivo. Barbara era viúva, tendo-se casado pela segunda vez. O segundo casamento estava prestes a terminar. Não resistindo e sentindo-se fracassada, aceitou seu desespero e, pela primeira vez em anos, permitiu-se chorar. Lowen diz que ela sempre fora a "garotinha do papai" e sempre acreditou no poder que tinha para conquistar e manter consigo seu homem. Quando seu primeiro marido morreu, essa ilusão não foi desfeita. Depois de uma sessão, quando a paciente chorou, pôde expressar a raiva que sentia do pai: ele havia traído seu compromisso de amá-la caso ela fosse uma boa menina, e "boa menina" significava apresentar-se ao mundo como forte e esperta, reprimindo seus sentimentos. Essa tática afetiva deu certo em seu primeiro casamento, e, apesar de ele tê-la abandonado ao morrer, Barbara tentou novamente; dessa vez sem tanto êxito, pois a maneira pela qual aprendera a obter afeto não funcionava com o segundo marido. Graças a isso, de acordo com a visão loweniana, ela desenvolveu uma espasticidade do cólon, que a fazia ter diarréias sob condições de estresse.

Quando se entregou a seu desespero, Barbara pôde perceber-se como a "boa menina" que havia fracassado. A relação entre o controle emocional e os intestinos é lugar-comum nas linhas analíticas: obsessividade levando a uma maneira "esfincteriana" de lidar com sentimentos e fatos. Tensões musculares e formas de liberá-las são o ponto-chave da bioenergética. Interpretar bioenergeticamente é, antes de mais nada, compreender o significado histórico e simbólico de tais amarras musculares. Então, Lowen fala acerca disso, de que modo a história é inscrita no corpo e como é necessário, nessa concepção de sujeito doente, fazer o caminho de volta. Retornando por meio do corpo, a história ilumina-se.

Um grande parêntese é necessário nesse momento. Ao permitir que sua ilusão desabasse, a vida pôde fluir outra vez em Barbara. Implicitamente, ela proferiu uma *fala de rendição* e confessou: "Fracassei. Não posso mais", rompendo a ligação patológica com as figuras parentais. Essa consígnia bioenergética, a necessidade de abrir mão da chamada "força de vontade" (atributo do ego) e render-se ao próprio drama, carrega em si o que poderia ser chamado de *violência implícita*: acredita-se que só abrindo mão das ilusões de felicidade calcadas no *ter em vez de ser*[63] pode advir a cura. Somente quando o peso da neurose torna-se excessivo para ser carregado, somente quando a musculatura não mais o agüenta, é possível algum nível de ruptura com o sofrimento. Em outras palavras, é preciso render-se ao sofrer, não fugir dele. As couraças são erguidas pelo sujeito na tentativa de evitar a dor do abandono; assemelham-se a cicatrizes vivas, vindas do passado. No entanto – e esse é o grande problema da neurose, ou melhor, dos neuróticos –, a mesma armadura que defende contra os golpes do inimigo impede que se experimente o carinho do amigo, o toque tenro e apaixonado da amante. Defendido contra a dor, o ser humano se nega o prazer. E como se dá a rendição no âmbito da terapia bioenergética? Parece haver dois níveis inter-relacionados e inseparáveis: o corporal e o verbal. Os exercícios lowenianos são, muitas vezes, dolorosos. Foram elaborados com o objetivo de aumentar a carga energética e, conseqüentemente, aumentando o estresse muscular para um ponto em que a única saída seja o relaxamento da tensão. É simples: para dissolver uma tensão, basta acrescentar-se outra tensão ainda maior; com isso, a musculatura "desiste" e o corpo desperta.

Lowen afirma que é comum, na terapia bioenergética, uma pessoa começar a chorar durante a execução dos exercícios, apesar de relatar não se sentir realmente triste. Nessas ocasiões, ele realiza uma interpretação, tendo como base não o discurso, mas uma implicitude presente no corpo: faz o paciente perceber que ele está triste *sim*, porque está tenso, e seu corpo perdeu a graciosidade original. Nessa medida, todos nós temos motivos para chorar.

Nem sempre ao final do exercício segue-se o *insight*. Às vezes, a catarse pode não trazer consigo a explicação, a causa da mobilização ocorrida. Lowen afirma que a tensão, em si, já é um motivo de tristeza. Trata-se de uma espécie de *interpretação bioenergética a priori*, realizada pelas leituras que a teoria possibilita. O autor parte do pressuposto de que tensão é igual à falta de graça. Uma vez que o ser humano tenha nascido para ser gracioso, perder a graciosidade é como estar no mundo de forma incompleta. O choro advindo da constatação física das tensões passa quase que a ser o *choro simbólico de toda a humanidade*, de todos nós, anjos que perdemos as asas. Lowen nem sempre usa o termo *interpretação*; diz também que *aponta*, que chama a atenção dos pacientes para o significado das posturas que assumiram seus corpos – na verdade, posturas que foram assumidas perante a vida. Não faremos distinção entre os dois termos propositadamente. *Apontar* e *interpretar* podem ser entendidos como procedimentos muito parecidos: inscrever o sintoma na causalidade por meio do corpo, daquele dito "não-dito", que é captado pelo "olho bioenergético" do terapeuta.

Uma última consideração acerca de *interpretação bioenergética*, na obra, diz respeito aos sonhos. Lowen não fala especificamente de um sonho que tenha sido interpretado. Mais do que isso, acaba dando um "crivo teórico" que norteia as interpretações de sonhos na bioenergética. Para ele, o sonho é uma tentativa inconsciente de eliminar tensões corporais e solucionar conflitos emocionais. Todo o corpo participa da elaboração onírica, não apenas o cérebro.

A personalidade é vista, na bioenergética, como uma estrutura piramidal. No topo (cabeça) está o ego e a mente; na base (nível mais profundo do corpo), os processos energéticos que impulsionam o indivíduo para a vida. Fala-se aqui de uma corpação do aparelho psíquico freudiano.[64] O ser humano poderia ser concebido, "piramidalmente" falando, estratificado em quatro camadas que, da base para o cume, seriam as seguintes:[65]

1. processos corporais;
2. emoções e sentimentos;
3. pensamentos;
4. ego.

Pode-se perceber que o ego, os sentimentos e os pensamentos repousam sobre uma base corporal que fornece toda a energia do sistema. Essa é a síntese da bioenergética. Note-se que o *holismo* está nela implicado de maneira vital: não é possível falar em processos emocionais ou psíquicos sem considerar a corporalidade que lhes dá vida. As afirmações holísticas que embasam o modelo bioenergético de psicoterapia, como sabemos, consiste em *entender e liberar*.[66] Lowen acredita que, já que o sentimento é a vida do corpo e o pensamento é a vida da mente, uma pessoa que considere suas tensões como resultantes de impulsos e sentimentos reprimidos buscará aliviar-se por meio da expressão dos sentimentos que ficaram aprisionados nos músculos; muitas vezes, apenas conscientizando-se acerca da natureza da repressão já obtém descarga espontânea, sem a necessidade dos exercícios. A bioenergética não promete facilidades nesse sentido. Entrar em contato com nossas tensões e reconhecer a relação entre estas e as mágoas de amor que vivemos na infância é algo doloroso, um adentrar-se na própria escuridão interior por intermédio da corporalidade e do verbo, quase concomitantemente. Lowen diz iniciar o processo sempre a partir da história de vida do paciente que, inicialmente, é incompleta e, à medida que o corpo é evocado, vai esclarecendo-se e articulando-se do ponto de vista causal.

A psicanálise, de acordo com Lowen, só trabalharia na vertente do *entender*, não do *liberar*. A energética impõe-se, nesse momento, como a grande "divisora de águas" entre um fazer psicoterápico efetivo e os demais, incompletos e, por conseguinte, ineficazes. Pensando-se dessa maneira, um psicoterapeuta verbalmente orientado (analiticamente ou não), sensível à condição corporal de seu paciente, não estaria professando nenhum "verdadeiro *holismo*" mesmo se sugerisse a ele alguma atividade física complementar à terapia.

Recuperar a graciosidade é, em última instância, um empreendimento analítico, pois faz-se necessário que se busque também a causa da perda da graça. Em nome do *holismo*, Lowen dispara críticas às demais linhas psicoterápicas. A psicanálise parece ser a grande antagonista, mas não a única a ser atacada, pois para ele todas as abordagens fracassam costumeiramente por dependerem em demasia da *introvisão* para que se efetuem mudanças de comportamento. O paciente, ao procurar ajuda psicológica, vem para *expressar* seu sofrimento de alguma forma: em geral, costuma *falar* a respeito dele, explicitamente. Lowen contesta essa crença no discurso, alegando que qualquer terapêutica que se concentre demais na fala queixosa do paciente está olhando apenas para o sintoma, não para o indivíduo como um todo. A partir disso, defende a hipótese de que a graciosidade não pode ser recuperada unicamente por meio de trabalho no nível racional e verbal.

Seria ingênuo reduzir o trabalho verbal à mera escuta de uma oratória do tipo "dói-aqui-dói-ali". Há, incontestavelmente, um discurso *latente* por detrás do discurso aparente. Mas Lowen finca pé na descrença em relação aos procedimentos verbais não estruturados por intermédio da corporalidade. Só a teoria loweniana teria, então, o mérito de devolver a graciosidade ao paciente porque se utiliza de um caminho mais direto rumo ao inconsciente: o *soma*, *somado* (perdoem mais esse irresistível trocadilho) à técnica psicanalítica.

Em relação ao manejo da transferência, voltamos a enfatizar o modelo *entender* e *liberar* – afinal, Lowen o faz em todas as obras. Não basta entender o que ou quem o terapeuta representa naquele momento para o paciente; é necessário que se exorcize o afeto oculto por meio do movimento do corpo. Vísceras e músculos passam a narrar a história emocional, intangível pelo verbo. Lowen afirma também que se pode falar sobre amor e perdão a alguém cujo coração partido escondeu-se por trás das muralhas caracterológicas. Tal pregação, entretanto, ecoará no vazio, no deserto interior advindo do auto-exílio do corpo. A *ineficácia verbal* apontada pelo autor se manifesta justamente assim: na incapacidade de modificar-se a corporalidade via palavras e de *realmente* compreender-se a história das feridas emocionais do sujeito sem que, nesse processo, haja a indispensável participação corporal.

Para o autor, sentimentos são decorrência de movimentos corporais, impulsos que visam atingir o mundo externo. Ao alcançarem a superfície, tais impulsos tornam-se prontidão para a ação. Obviamente, a mediação egóica "filtra" a realização dos impulsos. Lowen faz uma distinção entre emoção e sentimento. Emoções são respostas do corpo como um todo. Qualquer emoção é um sentimento, mas nem todo sentimento é uma emoção. Pode-se *sentir dor* em determinado órgão do corpo, por exemplo; mas quando se sente *raiva* não há uma localização específica: todo o corpo engaja-se em senti-la. As chamadas "emoções" são respostas globais. Entretanto, a bioenergética concebe certos caminhos mais viáveis de expressão emocional. Quando um paciente bate no divã com uma raquete de tênis, não se pretende afirmar que sua raiva está contida somente nos braços. A técnica em questão, todavia, propicia que a emoção "emova-se".

Um corpo harmonioso significa um *discurso verbal consonante com as verdades orgânicas*, com os desígnios das vísceras e do coração. Alguém que seja de fato gracioso não mente, pois vive conectado à verdade de seu corpo; pode viver sob os mesmos preceitos morais que vivem todas as outras pessoas, desde que estes não venham contra seus princípios internos. Reich falara dessa "ética bioenergética" quando se referiu ao caráter genital[67] como alguém capaz, por exemplo, de fidelidade autêntica enquanto esta estiver de acordo com seus reais anseios afetivos. Um indivíduo genital não permanecerá unido a alguém em função de hipocrisia social ou qualquer outro motivo; se o fizer, o fará com e por amor, sentindo-se livre para abandonar a relação e mudar de parceiro sem sentimento de culpa. Lowen se recorda, ao mencionar essa passagem, de uma máxima de Reich a respeito da importância da verdade: melhor ficar calado do que mentir, disse-lhe certa vez o mestre. (Talvez a preocupação loweniana com a verdade tenha suas raízes em Reich.)

Ainda em relação às *falas implícitas*, há algo mais a acrescentar: certas falas do paciente podem conduzir a outro discurso, latente, cujo significado é captado e decodificado por meio da corporalidade. Um paciente, após submeter-se aos exercícios de bioenergética, usualmente diz algo como: "Sinto-me bem". Não é preciso que haja uma emoção específica relacionada a essa fala. Mas quando a fala é: "Eu não sinto nada", Lowen a considera típica de alguém que esteja sofrendo de depressão, já que o não sentir está relacionado, à diminuição da atividade pulsatória do corpo. Nota-se que o discurso depressivo é suposto a partir das premissas lowenianas, não necessariamente daquilo que o paciente disse.

Já sabemos que a voz é importante para que as técnicas tenham um direcionamento energético mais específico. Porém, retomemos a maneira como o autor tece comparações entre seu fazer corporal e as abordagens orientais, mais especificamente falando, sobre as técnicas orientais de meditação. Lowen tenta fazer perceber que o som é mais importante do que as palavras proferidas. O milenar mantra "omm", por exemplo, é considerado por ele como mera vibração das cordas vocais, e a importância de se emitir um som durante a meditação é impedir que palavras formem pensamentos que se interponham no processo. Lowen parece querer afirmar que a mente pode atrapalhar a livre entrega às pulsações do corpo. Para ele, somente sua teoria une "o melhor do Oriente (reverência à natureza) ao melhor do Ocidente (pragmatismo)". Segundo ele, a meditação tem a função básica de propiciar relaxamento, e a chave para que o indivíduo consiga relaxar corretamente é a respiração; o som nem precisa ser emitido, desde que se respire direito. Todavia, Lowen não considera possível um relaxamento completo das tensões sem que sejam empregados os recursos analíticos para determinar-lhes a origem inconsciente. Nessa questão, toca-se em dois pontos polêmicos:

1. A maneira simplista e pragmática pela qual são tratados os mantras, na verdade, é um grande reducionismo. Os orientais crêem que os mantras têm objetivos terapêuticos, religiosos e energéticos muito mais amplos do que apenas ajudar as pessoas a relaxarem; além disso, possuem complexos significados semânticos e esotéricos; não são simples emissões sonoras. São válidas as considerações do autor acerca da importância de se silenciar a mente durante o relaxamento, mas um pouquinho mais de humildade e reverência para com uma cultura tão antiga e ainda tão pouco conhecida quanto a oriental cairia bem.

2. Qualquer pessoa que adote verdadeiramente uma abordagem oriental estará entrando em contato com suas premissas religiosas: aprenderá não somente novas posturas corporais, mas também *novas posturas de vida* referentes à alimentação, à espiritualidade, ao amor ao próximo, à auto-aceitação e a autotranscendência. Não seria um pouco pretensioso acreditar que tais mudanças posturais pouco favoreçam também o aprimoramento individual? Afinal de contas, os antigos mestres orientais já se preocupavam com a iluminação e a transformação interior muito antes de Lowen haver sonhado em nascer.

De qualquer maneira, o autor dá vários exemplos de exercícios que utilizam a voz sem palavras. Um deles fala, novamente, do *belly cry* (choro de barriga), que pode ser evocado pelo som "ugh, ugh": Sentada em uma cadeira, a pessoa é orientada a respirar normalmente durante um minuto sem relaxar. Em seguida, deve emitir um gemido a cada vez que expirar durante três ciclos respiratórios. Por último, deve quebrar os gemidos utilizando o som "ugh, ugh", como se fosse um soluço. O exercício usualmente termina com um choro involuntário. Não há muito o que falar a esse respeito. Já sabemos que as técnicas lowenianas são extremamente eficazes naquilo que se propõem a realizar, o que não significa que se deva compará-las aos orientalismos que, na verdade, são vertentes filosófico-religiosas, não "manuais de assistência técnica emocional".

Lowen, em *A espiritualidade do corpo*, refere-se a "nós", incluindo-se entre os seres humanos que temem a tristeza interior. No entanto, seu discurso energético pode propiciar uma outra leitura do tipo: "Eu também estive no inferno e retornei; não apenas retornei, mas estou agora mais vivo do que antes. Coragem!". O autor emprega o texto *A divina comédia*, de Dante,[68] considerando o processo de autoconhecimento como uma descida ao inferno interior. No texto de Dante, o poeta, perdido em uma floresta e ameaçado por três animais selvagens à sua frente, clama por Beatriz, sua protetora. Ela, em resposta, envia-lhe o poeta Virgílio, o qual o guia em segurança pelo inferno e pelo purgatório. No caso do processo terapêutico, o analista faz o papel de Virgílio, guiando seu paciente pelos abismos e perigos internos. Considera-se, então, fundamental que esse guia já tenha estado lá, no próprio inferno, e tenha vivido na carne os mesmos terrores.

Para o final desta análise foi deixada uma idéia fundamental, que Lowen aborda diversas vezes no decorrer da obra. Ele cita o texto *Cosmic superimposition*[69] de Reich, mencionando a capacidade autoperceptiva do homem como, simultaneamente, bênção e maldição. Lowen faz uma analogia entre o "homem-natural" e a passagem bíblica de Adão e Eva, que viviam no paraíso, imersos na própria inconsciência até provarem do fruto proibido. Conscientes do bem e do mal, emergiram, diferenciaram-se das demais criaturas de Deus.

Voltando ao conceito das Três Graças de Huxley, Lowen coloca que a graça animal é necessária, mas não suficiente para reger a vida humana. Mas uma premissa reichiana encontra-se também presente nessa argumentação à medida que, para apontar os riscos que a racionalidade humana imprime em sua natureza biológica, Lowen refere-se à história da centopéia que, quando começou a pensar que pata moveria em primeiro lugar, não conseguiu mais mover-se. Reich, em *Cosmic superimposition*,[70] já usara essa metáfora da centopéia, afirmando que o ser humano goza, entre os demais animais, de uma condição ímpar; possui consciência e autoconsciência, mas é também o único animal a se encouraçar. Dessa forma, faz duas perguntas:

- Por que o homem é o único animal a encouraçar-se?
- O encouraçamento é um erro da natureza ou meramente uma contingência das peculiaridades biológicas do ser humano?

Reich sempre pregou que as influências socioeconômicas e a cultura acabam por reproduzir as couraças de geração em geração. Mas onde seria o início dessa saga? O autor acaba admitindo que talvez o processo de encouraçamento do homem tenha ocorrido anteriormente aos determinantes socioeconômicos, e que estes últimos só vêm reproduzindo os resultados daquilo que se constitui na "aberração humana" (cf. Reich).

Dadoun,[71] comentando a obra de Reich, aponta que essa concepção reichiana propicia uma *mudança na perspectiva ontológica* do sujeito, alterando as relações de causalidade: se as condições socioeconômicas e culturais reproduzem a couraça, foi justamente o aparecimento das couraças em época remota que determinou a criação da cultura.

Albertini,[72] baseado em Reich e Dadoun, levanta uma hipótese inquietante: teria, finalmente, o pensamento reichiano feito o "percurso de volta", isto é, retornado a certa dose de pessimismo – como já fora feito por Freud – inscrevendo a neurose e o drama humano *dentro* do homem, e não *fora* dele? Caso assim seja, isso implicaria, no mínimo, em relativizar-se a "ditadura da saúde" pregada pelos reichianos e neo-reichianos, já que o "mal" passaria a ser concebido como algo inerente ao homem, o qual, justamente por possuir o dom da autoconsciência e da autopercepção, desvia-se do orgânico temendo-o. Para Lowen, contudo, essas premissas não parecem conduzir a outra concepção de sujeito; é mantido em seu pensamento ainda o otimismo "naturalista"; só que, talvez, aludindo a outra "natureza" de homem, que se alicerça sobre o *animal*, mas diferencia-se, especifica-se, tornando possível ainda a transcendência humana em direção à graça espiritual. Todavia, se queremos buscar Deus, transcendendo o humano em nós, devemos estar alicerçados em nossa condição ontológica, não negá-la.

Pelo que foi exposto, pode-se observar que o pensamento orgonômico de Reich toca a bioenergética, mas não a tira de seus trilhos fundamentais. Lowen não aderiu ao orgone – pelo menos não diretamente, já que é possível encontrar nas obras lowenianas considerações sobre a natureza transcendental da bioenergia (termo, aliás, criado por Reich), mas não a preocupação com furacões e galáxias, assuntos que fascinavam Reich até sua morte, em 1957. Lowen trata dos assuntos humanos, principalmente da *operacionalidade humana*. *Como é possível utilizarmos o potencial a nós concedido pela Vida para melhor amarmos, trabalharmos e, em suma, sermos mais felizes?* ainda é a pergunta loweniana fundamental.

12. EL GOZO[73]

Título original: *Joy: The surrender to the body and of life*
Copyright © 1994 by Alexander Lowen
Buenos Aires, Era Nasciente, 1994.
Tradução: Florência Rodriguez, Carina Fideleff e Leandro Wolfson

Essa é a mais recente obra do autor, e nela ele faz uma retrospectiva de seus quarenta anos de prática psicoterápica, reforçando com exemplos clínicos a importância do corpo na capacidade de *gozar a vida*. Gozo é visto aqui como a possibilidade de retornar à alegria e à vibração infantis. Ao conectar-se com o próprio corpo, ao entender e livrar-se das mágoas do passado, o sujeito está apto para desfrutar a vida e a sexualidade de forma esfuziante. Gozo, para Lowen, não é um conceito abstrato, mas sim uma *corpação* do próprio contentamento de estar vivo, pulsante; isso só se realiza por meio do corpo; o corpo é o instrumento, o veículo existencial que pode (ou não) conduzir à plenitude da experiência humana.

Lowen fala novamente na sexualidade como uma das balizas desse desfrutar a vida; fala do sofrimento neurótico que chega ao consultório do terapeuta (às vezes) disfarçado pelo discurso verbal, racionalmente estruturado. As palavras nem sempre conduziriam diretamente à incapacidade de gozo. Para ele, a resposta ao drama da neurose é simples (mas não fácil): conhecer os conflitos, entregar-se à dor suprimida, exorcizá-la e exercitar a corporalidade por intermédio das técnicas bioenergéticas que desenvolvem a aptidão para uma existência mais plena.

Talvez seja um simplismo pensar que o drama humano esteja calcado na falta do afeto primordial; talvez não. Os riscos de se racionalizar demasiadamente as questões da vida sempre foram assinalados por Lowen, um apologista do "retorno ao natural" do homem.

Lowen, atualmente, está aposentado; já não mais dirige o Instituto Internacional de Análise Bioenergética. Sua retirada foi comemorada e lamentada. Eis um homem que viveu intensamente sua vida e colhe agora os frutos do que plantou, na certeza de que outros continuarão sua obra. Realmente, sua integridade acaba se tornando uma espécie de símbolo da teoria bioenergética, como que mostrando ao mundo sua verdade: poucos homens conseguem chegar aos 87 anos de idade com essa sensação de plenitude e de dever cumprido. Quando Lowen fala em gozo, não o faz simplesmente da boca para fora; parece vivê-lo, conhecê-lo de maneira profunda e, mais do que isso,

146

parece estar corporal e existencialmente envolvido com o que prega em suas obras.

O livro não traz nenhuma novidade em relação à palavra. Quase tudo o que nele é dito já o foi em outras obras. Em função disso, vamos apenas situar os elementos verbais anteriormente assinalados para, logo após, ater-nos a outras questões que, apesar de não estarem diretamente relacionadas à palavra, implicarão questionamentos da postura do bioenergeticista em relação a seu paciente no que concerne à problemática do poder. Analisaremos também algumas colocações lowenianas que marcam sua trajetória dentro das idéias reichianas.

Inicialmente, é fundamental que possamos entender o que vem a ser gozo. Lowen aponta para o fato de as crianças terem a capacidade de viver alegres, satisfeitas com a vida; para elas, toda experiência pode ser jubilosa. As crianças literalmente pulam de alegria, de um contentamento pontuado pela inocência e pela espontaneidade que se manifesta no corpo livre e pulsátil, ainda não maculado pela repressão sociocultural.

O gozo loweniano é uma experiência eminentemente corporal, abandona o plano conceitual e vai inscrever-se na dimensão do orgânico. Obviamente, o reflexo orgástico é uma das vivências gozosas mais intensas que o ser humano pode experienciar, mas não é a única: o orgânico é gozoso por si só, não necessita de razões especiais para sê-lo, é pura manifestação e celebração da vida.

Mencionando a infância como autêntica representante da possibilidade gozosa, Lowen faz voltar aqui a noção de "sujeito bioenergético natural". De acordo com essa premissa, as crianças seriam muito semelhantes aos homens pré-históricos, que viviam mais próximos da natureza animal e, conseqüentemente, do gozo, da inocência e da liberdade. Lowen não quer dizer com isso que a dor e o sofrimento foram criações culturais; obviamente, os pré-históricos sofriam tanto ou até mais do que nós, os civilizados; mas o autor considera que a vida permeada de gozo torna mais suportável a dor que, aliás, é a polaridade inseparável do prazer.

Caminhemos do gozo ao lugar das palavras. A perspectiva loweniana enfatiza que somente a entrega ao corpo pode conduzir ao gozo. Novamente, o ego aparece como a instância que boicota a corporalidade desencouraçada. Nos adultos isso se torna patente, pois eles são dirigidos e controlados pelo ego; já as crianças são movidas por sentimentos e forças que escapam ao controle da mente.

Que relações poderíamos explicitar entre o ego e as palavras? Sabemos que as palavras, atributos do ego, podem mentir, dissimular sentimentos. Como em outras obras, Lowen aponta para o fato de sua terapia centrar-se no corpo, pois este não mente e expressa imediatamente o que quer que o sujeito esteja sentindo. Contudo, nós, os civilizados, fomos condicionados a acreditar mais nas palavras do que naquilo que percebemos sensorialmente. E o gozo é, antes de tudo, uma experiência sensorial nem sempre traduzível em linguagem verbal. Lowen não pretende abolir o discurso verbal da psicoterapia, mas acaba por atribuir-lhe outro *status* que não o já consagrado pelas abordagens não-corporais.

Vimos diversas vezes e em diversas situações psicológicas o quanto as palavras podem ser *fortes* ou *cheias* quando a corporalidade plena as toca, injetando-lhes verdade emocional. O que permanece constante em todas as falas lowenianas contidas nos doze livros que escreveu é a necessidade de expressar os sentimentos com todo o corpo, de se deixar invadir pela onda plasmática de excitação emocional, pois, assim como não é possível desentalar-se o temor só através do "bate-papo psi", não se "goza pelas palavras". O tão decantado "desentalamento emocional" propicia a abertura corporal imprescindível para a vivência do prazer.

Alguém que bloqueie seus sentimentos indesejáveis acabará, conseqüentemente, bloqueando também os desejáveis, isto é, não poderá entregar-se às vivências de gozo, quer orgástico, quer de outro tipo; eis o pressuposto básico da bioenergética que, segundo Lowen, é negligenciado pelas demais abordagens. A terapia loweniana tem, *grosso modo*, uma função didática: fazer com que o paciente reaprenda a sentir por intermédio do corpo, já que a musculatura cronicamente tensionada é responsável por esse esquecimento emocional. O neurótico buscou "esquecer-se" da dor e acabou "esquecendo-se" também de como sentir prazer.

O autor afirma que os procedimentos calcados nos pressupostos reichianos aumentam sobremaneira o alcance psicoterápico, pois a expressão do paciente pode ser captada em seu todo. Reich fora o primeiro a olhar o corpo e a intervir nele com técnicas e objetivos específicos. Porém, na perspectiva holística da bioenergética (largamente atestada neste trabalho) há espaço para o som e para a palavra, para o não-verbo e para o verbo. Lowen coloca que se o som do choro é um pedido de ajuda, as palavras comunicam esse pedido de maneira adulta. Quando se expressa os sentimentos por meio de palavras, sons, movimentos e ações, o ego pode identificar-se com eles, ampliando a experiência catártica.

O caráter é um exemplo incontestável de que tudo o que acontece no corpo se reflete na personalidade e vice-versa. De qualquer modo, tal pressuposto dá suporte não somente à concepção de neurose como igualmente à de sua erradicação. Cura é um processo lento no qual corpo e psiquismo estão envolvidos. À medida que o corpo vai se reformatando e seus tecidos ganhando maior elasticidade durante a terapia bioenergética, a personalidade também vai gradativamente adaptando-se a níveis maiores de excitação energética.

Se corpo e mente, palavra e expressão não-verbal são polaridades do sujeito bioenergético, as *corpações* conceituais parecem partir sempre do corpo e a ele retornar. Assim, Lowen irá dizer que a alegria é um sentimento eminentemente corporal – como, aliás, todos os demais sentimentos. Quando Lowen fala em gozo, refere-se primeiramente ao corpo, sede das pulsações, matriz orgânica do prazer.

Outra *corpação* importante, já trabalhada com profundidade anteriormente,[74] diz respeito ao *self*. É interessante notar que, ao falar a respeito dos relacionamentos afetivos homem-mulher, Lowen afirma a necessidade da entrega mútua para que se possa atingir a plenitude física nas dimensões amorosa e sexual. Não se trata, contudo, de entregar-se *à outra pessoa*, mas sim *ao próprio self*, à própria corporalidade. Só assim o gozo passa a ser possível. Um processo psicoterápico orientado rumo ao *self* também implica passagem obrigatória pelo corpo, já que *self é um organismo vivo*, ou seja, *self é corpo*.

As defesas egóicas, de acordo com Lowen, estruturam-se também no corpo. Parece evidente falar tal coisa. De fato, caso essa não fosse uma crença dos terapeutas corporais, não existiriam nem a vegetoterapia nem a bioenergética. Lowen faz questão de marcar claramente tal premissa em grande parte de suas obras. É, na verdade, um *holismo e uma corpação conceitual*, ambos necessários para justificar o fazer psicoterápico sobre o corpo. A bioenergética *corpa* conceitos devido a postular a equivalência mente-corpo. Nas obras de Lowen há sempre a tentativa de inscrever no corpo os fenômenos psicoafetivos, como que para corroborar a teoria. Quando falamos, então, em *corpações*, não as devemos enxergar como um defeito ou uma imprecisão, nem mesmo como um reducionismo extremo; talvez haja, sim, um reducionismo, mas que é advindo da própria concepção de sujeito energético-corporal. Mais do que *reduzir* tudo ao corpo, a proposta de Lowen parece ser *devolver* ao corpo o que ao corpo pertence. Se exageros são cometidos ou não, não cabe agora discutir. Segundo a visão bioenergética, *a verdade está no corpo, e ponto final*. É sabido que Lowen atua ativamente, não só sugerindo exercícios como também dando algumas "dicas" (ou conselhos) a seus pacientes. Essa é uma outra utilização da palavra que, indiretamente, relaciona-se com o fazer bioenergético, ativo por natureza. Um exemplo dessa *palavra de prescrição* se refere a uma recomendação que o autor costuma dar a seus pacientes: não atuar os sentimentos negativos que possuem acerca de seus pais, pois os traumas vividos não poderiam, segundo o autor, ser reparados no presente. A isso eu acrescentaria: entre os pais reais e os pais internalizados há uma grande diferença. É preciso cuidado ao considerar os pais como os principais agentes etiológicos da neurose. Uma coisa são os pais de carne e osso; outra, bem distante, são as vivências em relação às figuras parentais. Isso pode, de fato, parecer extremamente óbvio para qualquer leitura "psi", mas é importante ressaltá-lo para que se saia um pouco da concretude, partindo-se para o terreno do simbólico. Assim, realmente, de nada adiantaria atuar sentimentos de revolta ou de raiva para com os pais externos, pois a fala revoltosa se dirige a instâncias internas, impalpáveis, que também não podem ser modificadas pelas mãos bem treinadas do bioenergeticista.

Tecendo considerações a respeito da recorrência temática em psicoterapia, Lowen coloca que os pacientes usualmente trazem as mesmas questões ao consultório, *falam* das mesmas coisas; mas a abordagem daquilo que é falado vai, no decorrer do tempo, ganhando cada vez mais profundidade. Energeticamente, a recorrência temática resultaria em palavras *reditas*, só que *com outro nível de energia e outro grau de verdade*. Tornar-se-iam, então, *palavras cheias*, tocadas pela corporalidade que permite ir mais fundo, compreender mais profundamente o universo interior do paciente. Esquematicamente, seria um processo de *espiralização vertical e descendente*, que, paradoxalmente, conduz à ascensão da autoconsciência. Esse é um dos axiomas da bioenergética: deve-se aprofundar as raízes tanto mais perto se queira chegar ao céu.

Para finalizar, vamos realçar na obra algumas peculiaridades do pensamento loweniano que não estão diretamente ligadas aos lugares da palavra na bioenergética, mas são fundamentais, pois ora o aproximam, ora o afastam de Reich. Iniciaremos com um afastamento.

Lowen acredita que o reflexo orgástico não é, apesar de válido, um critério absoluto de saúde, caso o indivíduo não esteja devidamente enraizado em seu corpo. A noção loweniana de *grounding* apresenta-se como uma grande inovação na vertente reichiana de pensamento. Não basta que se obtenha o reflexo orgástico; ele, por si só, também não se constitui em uma experiência duradoura. O ancoramento na realidade parece ser um dos sustentáculos da teoria corporal. De fato, se compararmos o Reich vegetoterápico a Lowen, poderemos perceber que o segundo é mais "corporal" do que o primeiro: a bioenergética, no que concerne às técnicas, é muito mais arrojada, pois há uma infinidade de exercícios para se obter este ou aquele resultado.

Lowen faz uma analogia entre a entrega dos membros de um culto ou seita ao líder, diferenciando-a da verdadeira auto-entrega, a entrega ao próprio *self*, à própria sexualidade. Utiliza essa colocação para apontar o "culto a Reich" que se desenvolveu no final da década de 40. De acordo com as considerações lowenianas, entregar-se a um líder é regredir à infância, abdicando, assim, do poder e da responsabilidade, como uma criança que se deixa, alegremente, conduzir pelos pais. Os que se entregam sentem, muitas vezes, um gozo nessa entrega que acaba fortalecendo a adesão ao culto. A questão, porém, é saber se tal gozo é autêntico ou mera ilusão. Geralmente, continua o autor, é ilusão, pois os líderes desses cultos costumam ser pessoas narcisistas, inseguras e impotentes, que se utilizam dos acólitos para manterem a imagem que fazem de si mesmos. Obviamente, só os que estão à procura de um pai onipotente e para isso se dispõem a sacrificar a liberdade e a responsabilidade sobre as próprias vidas entregam-se assim. Lowen conclui dizendo que certos elementos desse tipo de dinâmica se encontravam presentes em sua relação com Reich.

De 1947 a 1956, Lowen estava em Genebra estudando medicina, o que, segundo relata, contribuiu para que não se deixasse contaminar com tal "idolatria reichiana", tendo até mesmo advertido Reich a respeito disso. Ao comentar, então, a auto-entrega que muitos fazem aos líderes e gurus, o autor resvala diretamente na sua relação com Reich, chegando mesmo a mencionar que o mestre, apesar de ter sido um grande homem e um cientista brilhante, possuía inúmeros problemas afetivos que tanto se manifestavam em sua vida profissional quanto pessoal. Ao converter-se em um seguidor de Reich, Lowen percebeu ter renunciado a sua atitude crítica, e só pôde recuperá-la afastando-se do movimento reichiano. Buscava uma compreensão mais profunda de seu caráter, algo que não obteve no tempo em que fora paciente de Reich.

Em relação a esses comentários, levantemos duas questões:

1. Será que somente Reich cometeu o "pecado" de se tornar um guru? Não seria esse um risco presente em todas as psicologias que se institucionalizam à sombra de algum líder?
2. Será que uma adesão ou desadesão teórica não é, no fundo, também afetiva?

Lowen, como já constatamos, não se afastou completamente de Reich. Se os métodos e a própria personalidade do mestre foram questionados, algumas de suas premissas principais permaneceram intactas: Lowen também fala da "praga neurótica" passada de pai para filho; ressalta que o que ocorre na família é um reflexo de valores e atitudes socioculturais. Se a sociedade está doente, assim também estará a instituição familiar, e pais doentes tenderão a contaminar seus filhos com o vírus do desamor. Essa afirmação é claramente reichiana, do período mais combativo de Reich, no qual a preocupação com a *profilaxia* da neurose tinha tanta importância quanto o *combate* à neurose.[75] Contudo, falando mais propriamente da condição humana, Lowen relativiza o naturalismo do homem: há, sim, uma natureza específica a ele que é diferente da dos outros animais, e esse desenvolvimento, segundo o autor, foi possível graças à *palavra*, que possibilitou à nossa espécie a capacidade de se expressar de forma única entre os demais seres da terra.

Na verdade, seguindo essas últimas premissas reichianas, Lowen coloca que a condição ímpar a que o homem se vê submetido é seu grande bem e, simultaneamente, seu grande mal. A *"segunda natureza" humana*, que diferencia o sujeito dos demais mamíferos, apresenta alguns "efeitos colaterais" ou, melhor dizendo, algumas falhas estruturais: trata-se de um projeto ainda sujeito a alterações. O progresso humano acabou por afastar o homem de sua natureza primeira, elevando-o no reino animal e gerando também toda sorte de deformações antinaturais, como as guerras, a pornografia e a miséria. Segundo Lowen, o ser humano pagou um preço pela sua diferenciação. Se ele tem o dom da auto-observação, de *perceber e perceber que percebe*,[76] a palavra (que é um atributo do ego e – em boa parte – responsável por esse aprimoramento) pode ou afastá-lo ainda mais de sua matriz orgânica ou aproximá-lo dela, de sua história individual e coletiva. Notemos que não há em Lowen uma postura pessimista em relação ao destino da humanidade. É verdade que nossa condição existencial tem prós e contras, mas não se trata, segundo o autor, de uma "patologia da espécie".

Lowen afirma que o homem acredita em sua vontade como atributo capaz de tirá-lo do sofrimento. Se vontade for concebida como "eu posso", adentraremos em outro tópico proposto pelo autor: a obsessão humana pelo *poder*. Mostremos especificamente como isso se dá no contexto psicoterápico. Ele coloca que o poder e a vontade são forças contrárias à cura. O poder está na mente do terapeuta, que considera a si próprio como aquele capaz de modificar a realidade na qual o paciente se encontra. Assim, o conhecimento que possui acerca da psicologia pode fazer com que, mesmo sem perceber, controle o material analítico, aprovando ou desaprovando, julgando e prescrevendo soluções. Nós, terapeutas, somos também inseguros e narcisistas, e o consultório pode tornar-se um espaço potencialmente viável para o exercício do poder. Todavia, continua Lowen, não se pode negar que, de fato, o terapeuta possui certa influência sobre o paciente: é ele quem irá guiá-lo na jornada de autoconhecimento, é ele quem conhece as técnicas para auxiliá-lo a entender sua história e mitigar sua dor; é preciso que seja um guia seguro, pois, caso contrário, ambos estarão perdidos. Negar tal poder é estar, de acordo com o que coloca o autor, alienado da realidade da vida. O fundamental, entretanto, é que o terapeuta não se deixe seduzir pelo poder, e é contra isso que Lowen afirma ter lutado durante toda a sua vida profissional.

Diz o ditado que "para fazer um omelete é preciso quebrar os ovos". Mais do que ninguém, o bioenergeticista opera sob essa consígnia. Na bioenergética as defesas são quebradas literalmente "a tapa", em muitos casos. E é justamente o manejo de tantas técnicas – tantas maneiras de "quebrar ovos" – que pode dar ao terapeuta bioenergeticamente orientado essa sensação de poder, de que sempre sabe o que é melhor para o paciente. Lowen fala que ele próprio também acreditava que por ter a capacidade de ler o corpo e entender claramente os problemas e dificuldades dos pacientes podia dirigi-los em relação a como deveriam proceder para que se curassem. Refletindo a respeito dessa fantasia de ser capaz de controlar a vida, o autor admite que se trata de uma característica evidente em nossa cultura voltada para o sucesso, e que sua personalidade acabava por impedi-lo de controlar a tendência a querer *fazer acontecer*.

A marca performática presente na personalidade loweniana está presente também na bioenergética. Contudo, à medida que revela corajosamente sua atitude caracterológica, o autor acaba abrindo espaço para questionar a "ditadura da saúde". Aqui é propício o conceito de *collusion* trabalhado por Leites:[77] o caráter do terapeuta irá determinar que enredamentos podem ocorrer na relação com o paciente. Cada caráter lidará com o poder de uma forma distinta. O fálico-narcisista (ou rígido) busca a *performance*, tanto a própria quanto a de seu paciente. É interessante observar que todas as obras nas quais Lowen relembra a relação terapêutica que teve com Reich apresentam essa peculiaridade: a necessidade de desempenhar bem os exercícios propostos pelo mestre, sem tanta preocupação em *sentir*.

Como o paciente sai da análise? Com que dinâmica? Com que estrutura? O que fez Giovana com o pai-carrasco, o pai-patrão, o pai-pateta, o pai-patético e o pai-coração? Viveram felizes? Organizaram um time de futebol? Tornaram-se crentes ou descrentes? Sabe-se lá. O rumo que aquilo chamado por nós, terapeutas, de cura é algo imponderável, diz Lowen. Não se pode prever para que estrada irá seguir o "curado". Se bem que quando o terapeuta tem dentro de si algumas pré-concepções acerca do que seja "cura", "genitalidade", "indivíduo desencouraçado" ou "saudável", há sempre o risco de acabar conduzindo o processo para a estrada que "considera a mais adequada". Quais as metas finais a serem atingidas pelo paciente, segundo a bioenergética? Para Lowen, o objetivo é basicamente a autocompreensão holística, por meio da qual mente e corpo, *palavra* e *emoção* possam integrar-se.

Seria impossível não ter pré-concepções a respeito de um processo psicoterápico, já que cada linha prega, em algum nível, o que seria um sujeito "saudável". Não ter pré-concepções já seria, em si, um tipo de concepção. Contudo, quando se recebe um paciente no consultório e se decide atendê-lo, é porque se acredita que algo pode ser feito por ele, porque se confia na própria capacidade profissional e no "poder de fogo" das técnicas "psi". Demonstramos que a bioenergética é bastante aparatada tecnicamente, mesmo no que se refere ao trabalho verbal. No entanto, o fato é que, independentemente dos lugares que a palavra possa ocupar na teoria loweniana ou em qualquer outra, parece sempre carregar dentro de si uma virtualidade saudável e/ou libertária.

Lowen realiza diariamente os exercícios que propõe a seus pacientes. Nesse sentido, é um teórico que pratica o que prega. Exercitar-se bioenergeticamente parece ser, para ele, uma maneira de aumentar sua conexão consigo mesmo e de exercitar a capacidade empática em relação ao sofrimento alheio, fazendo-o reverberar nas próprias feridas. O depoimento de Lowen salienta um aspecto interessante no que se refere a isso. Não poderíamos dizer que se trata de uma reviravolta no pensamento do autor, mas, sim, de uma suavização. Ele afirma que emprega o exercício de aprofundamento respiratório com o banquinho de bioenergética, sustentando um som forte até que venha o choro, e chorar é uma rendição. Acrescenta que, muitas vezes, durante as sessões, seus olhos se enchem de lágrimas e, quando chora, o faz por si e também por seus pacientes, reconhecendo a luta que travam pela vida.

O criador da bioenergética que sabe em seu próprio corpo as cicatrizes da neurose. Assume sua história pessoal, a muralha narcísica que necessitou erguer para não sucumbir ao sentimento de humilhação vivenciado na infância; constata que ele próprio só pode encontrar a verdadeira alegria de viver voltando-se para o corpo e para a sexualidade. Sobre os frutos colhidos em função da rendição aos desígnios corporais, afirma que se encontra hoje mais conectado com sua verdade orgânica, suas tensões e fraquezas, do que jamais esteve. Finaliza dizendo que seu propósito existencial é agir de maneira tal que se sinta orgulhoso de si mesmo, resgatando sua dignidade ao conseguir olhar nos olhos das pessoas, mantendo a cabeça erguida. Veracidade é, como se pode ver, um sentimento advindo da corporalidade autêntica; essa é a mensagem que o autor parece pretender deixar a seus leitores contando sua própria história: *só o corpo conhece as verdades que as palavras negam.*

Depois de um pequeno preâmbulo, então, a palavra volta a aparecer. Dessa vez, encarada pela ética corporal da verdade. Lowen revela suas crenças enraizadas a partir do contato com o corpo e com a realidade, apontando para a possibilidade de um homem conectado consigo próprio e com a natureza. O corpo não mente. O homem, afastado de seu corpo, sim. Orgulho e integridade são, igualmente, atributos humanos que transcendem o discurso verbal; imprimem-se corporalmente e indicam um caminho de saída e de *saúde*. Lowen fala de si mesmo na tentativa de falar da história de todos os homens: nós, os ditos "civilizados", marcados pela cultura e pelo drama. Ocorre que se atribui um caráter trágico à condição humana justamente por saber-se que ela é inevitável: todos os animais nascem, crescem, vivem, sofrem e morrem.

Em suma, Lowen transita pela dimensão do humano: fala sobre o poder, sobre a dor, sobre a ilusão que precisa ser derrubada para que aflore no homem o que de mais autêntico existe nele: sua própria humanidade, oculta por trás de palavras vazias, de miragens egóicas e de mentiras. É a energética presente no discurso do autor, apaixonado pela pulsação do fenômeno "vida", da dádiva "vida".

Notas

1. Informação colhida no Instituto Internacional de Bioenergética, haja vista não haver ainda literatura que verse sobre a história do movimento bioenergético.
2. S., Ferenczi (1919). Technical difficulties in the analysis of a case of hysteria: the theory and technique of psichoanalysis II. Nova York, Basic Books, 1953, *in*: A., Lowen. *O corpo em terapia*, op. cit.
3. Seria importante fazer uma distinção: Lowen parece conceber o corpo como *substrato* somático dos processos mentais; Reich, como *correlato*.
4. W., Reich. *Análisis del caráter*, op. cit.
5. S., Ferenczi (1925). "Contra-indications to the 'active' psycho-analytical technique". The theory and technique of psychoanalysis II. Nova York, Basic Books, 1953, *in*: A., Lowen. *O corpo em terapia*, op. cit.
6. E., Rodrigué. *O paciente das 50.000 horas*. Rio de Janeiro, Imago, 1979.
7. *Idem, ibidem*, p. 53.
8. Para uma abordagem específica desse tema, sugiro: C. M., Wagner. *Freud e Reich: continuidade ou ruptura?* São Paulo, Summus, 1996.
9. Essa é uma concepção claramente vegetoterapêutica da sexualidade. Para maiores esclarecimentos, sugiro, W., Reich. *A função do orgasmo*. 15ª ed. São Paulo, Brasiliense, 1975.
10. A., Lowen. *Bioenergética*, op. cit. (Veja introdução.)
11. Considerações sobre a concepção da *fase anal* como algo "bioenergeticamente incorreto" e a questão do homossexualismo serão retomadas no final do livro.
12. Veja W. H., Master, e V. E., Johnson. *A conduta sexual humana*. Rio de Janeiro, Civilização Brasileira, 1976. Outra obra importante que trata da terapia sexual é a de H. S., Kaplan. *A nova terapia do sexo*. Rio de Janeiro, Nova Fronteira, 1977.
13. Veja: W., Reich. *Análisis del carácter*, op. cit., Cap. XIV, p. 319.
14. Couraça caracterológica como uma barreira narcísica para proteção contra os ataques do analista em W., Reich. *Análisis del carácter*, op. cit.
15. O., Fenichel. The psychoanalytic theory of neuroses e H., Weiner. Diagnosis and symptomalogy in schizophrenia. L. Bellak (org.). Nova York, Logos Press, 1958, p. 120, *in*: A., Lowen. *O corpo traído*, op. cit., pp. 42-3.

16. A., Lowen, e L., Lowen. *Exercícios de bioenergética, op.cit.*, como uma das referências. A esse conceito que, na verdade, aparece em toda a obra loweniana.

17. Para maior compreensão do posicionamento do autor acerca da negação do verdadeiro *self* e do investimento libidinal excessivamente calcado nas gratificações egóicas, ver: A., Lowen. *Prazer, op. cit.*, e A., Lowen. *Narcisismo, op. cit.*

18. Termo proposto por Lowen em *Bioenergética*. 4ª ed., São Paulo, Summus, 1982.

19. A., Lowen. *O corpo traído, op. cit.*, p. 227.

20. M., Boss. *Na noite passada eu sonhei...* 3ª ed. São Paulo, Summus, 1979.

21. *Idem, ibidem*, p. 131.

22. Abordado mais profundamente no estudo de caso de Giovana.

23. W., Reich. *Análisis del carácter, op. cit.*

24. A., Lowen. *Bioenergética, op. cit.*, p. 235.

25. *Idem, ibidem*, p. 281.

26. Para referências a Bergson e ao Vitalismo, veja: R., Rego. *Conceitos de bioenergia* (apostila), e P., Albertini. *Reich: história das idéias e formulações para a educação.* São Paulo, Ágora, 1994.

27. A., Lowen. *Bioenergética, op. cit.*, pp. 282-3.

28. Nas abordagens corporais, isso é comumente conhecido como *o tema da sessão*, algo que o terapeuta deve estar sempre atento para conseguir captar, não propondo, desse modo, exercícios a esmo.

29. Lowen, A. *Bioenergética, op. cit.*, pp. 64-5.

30. *Idem, A espiritualidade do corpo.* São Paulo, Cultrix, 1993, que será analisada mais adiante.

31. A., Lowen. e L., Lowen. *Exercícios de bioenergética, op. cit.*, p. 70, (Grifos meus.)

32. *Idem, ibidem*, p. 60.

33. *Idem, ibidem*, p. 109.

34. A., Lowen. *Medo da vida, op. cit.*, p. 62.

35. Veja *Análisis del carácter, op. cit.*

36. Ver A., Lowen e L., Lowen. *Exercícios de bioenergética, op. cit.*

37. Essa noção será fundamental para o entendimento da concepção loweniana do narcisismo. Para maiores esclarecimentos, ver A., Lowen. *Narcisismo, op. cit.*

38. Para maiores informações sobre esse conceito, ver D. W., Winnicott. *O ambiente e os processos de maturação.* 3ª ed. Porto Alegre, Artes Médicas, 1990.

39. A., Lowen. *Amor e orgasmo, op. cit.*

40. O., Kernber. *Borderline conditions and pathological narcissism.* Nova York, Jason Aronson, 1975, *in:* A., Lowen. *Narcisismo, op. cit.*, p. 17.

41. Para maior aprofundamento no tema, ver: A., Leites. *Contratransferência: uma abordagem caracterológica, op. cit.*

42. Essa premissa também está presente em A., Lowen. *O corpo em terapia, op. cit.*

43. Veja também A., Lowen. *Bioenergética, op. cit.*

44. A., Lowen. *Amor, sexo e seu coração*, p. 74, figura 11.

45. *Idem. Narcisismo, op. cit.*

46. F., Meyer Friedman e D., Ulimer. *Treating type a behavior and your heart.* Nova York, Alfred Knopf, 1984, *in:* A., Lowen. *Amor, sexo e seu coração, op. cit.*, p. 198.

47. A., Lowen. *Amor, sexo e seu coração, op. cit.*, p. 111.

48. J., Lynch. *The broken heart.* Nova York, Basic Books, 1977.

49. S., Wolf. e H., Goodell. *Behavioral science medicine.* Springfield III, 1926, p. 79, *in:* A., Lowen. *Amor, sexo e seu coração, op. cit.*

50. Veja W., Reich. *A função do orgasmo, op. cit.* e *Análisis del carácter, op. cit.* Nessas obras o autor trata da mesma questão aqui colocada por Lowen.

51. A., Lowen. *Amor, sexo e seu coração, op. cit.*, pp. 93-4.

52. A., Huxley. *The perennial philosophy.* Nova York, Harper & Row, 1945.

53. Veja: A., Lowen. *Narcisismo, op. cit.*

54. O termo foi criado por Paulo Albertini para referir-se, jocosamente, a essa premissa romântica e libertária, presente tanto na obra reichiana quanto na loweniana, que prega o retorno do homem à sua condição primeira de sujeito-bicho, espontâneo.

55. W., Reich. (1951). *Ether, god and devil and cosmic superimposition.* Nova York, Farrar Straus and Giroux, 1973.

56. Ver A., Lowen. *A espiritualidade do corpo, op. cit.*, p. 145.

57. A., Lowen. *Bioenergética, op. cit.*

58. A lembrança de Lowen faz com que eu me remeta às minhas andanças e desandanças nas corporalidades. Sempre me preocupou o fato de que os gritos e estrebuchos de meus pacientes – e os de Giovana, entre eles – viessem a incomodar os vizinhos; principalmente em meu último consultório, um edifício residencial habitado, em sua maioria, por pessoas idosas que não iriam entender nada do que se passava. A propósito, vou aproveitar para ilustrar esse ponto com uma das tantas "pérolas do cancioneiro bioenergético" (que até seria trágica se não fosse cômica). Uma colega me contou que, certa vez, durante a realização de determinado trabalho corporal, ela e seu

paciente foram surpreendidos pelo vizinho que, acompanhado da polícia, arrombou a porta de seu consultório, julgando tratar-se de um assalto ou algo parecido. De qualquer forma, essa preocupação reichiana com os vizinhos – sendo ou não uma picardia do mestre – é para mim bastante pertinente. Felizmente, nunca passei – pelo menos até agora... – por um vexame desse tipo. Mas isso é, de fato, um problema para os bioenergeticistas quando trabalham em consultório em que haja outros terapeutas não-corporais: os gritos acabam atrapalhando os demais, caso não estejam familiarizados com tal tipo de trabalho. É comum, então, que os terapeutas corporais se associem a outros terapeutas corporais para que o estranhamento não ocorra nem por parte dos demais colegas, nem por parte de outros pacientes. Será que essa medida não poderia levar à criação de um certo "gueto" – ou feudo – corporal? Em verdade, identifico tal "tribalismo" em muitas instituições reichianas e neo-reichianas. (Não sei, entretanto, se esse "exílio" ocorre por um sentimento de inadequação ao *setting* clássico ou pela crença em certo "especialismo" clínico que diferencia e destaca os reichianos das demais tribos psicológicas.)

59. A., Lowen. *Amor, sexo e seu coração, op. cit.*
60. *Idem, A espiritualidade do corpo, op. cit.*, p. 151, figura 8.5.
61. *Idem, ibidem*, p. 151.
62. *Idem, ibidem*, p. 127.
63. Veja A., Lowen. *Narcisismo, op. cit.*
64. *Idem, O corpo em terapia, op. cit.*
65. Poderá ser encontrada também em A., Lowen. *El gozo..., op. cit.*, p. 9.
66. Como já mencionei antes em *Amor, sexo e seu coração, op. cit.*
67. Ver: W., Reich. *Análisis del carácter, op. cit.*
68. A mesma analogia será feita em *El gozo: la entrega al cuerpo y a los sentimentos.* Buenos Aires, Era Nasciente, 1994.
69. W., Reich. *Op. cit.*, 1973.
70. *Idem, ibidem.*
71. R., Dadoun. *Cem flores para Wilhelm Reich, op. cit.*
72. P., Albertini. *Reich: história das idéias e formulações para a educação, op. cit.*
73. Até o momento da realização de minha dissertação de mestrado (1996), não havia ainda tradução dessa obra para o português, e a tradução das citações empregadas foi realizada por mim. Em 1997, a Summus Editorial traduziu *El gozo* com o título de *Alegria*.
74. Ver A., Lowen. *Narcisismo, op. cit.*
75. Vimos que no texto *Superposição cósmica* Reich parece voltar atrás. De fato, se neurose é algo que "passa" de pai para filho, quem a ad-

quiriu primeiro? Pensando em um início mítico da humanidade, quem teria sido o primeiro a tornar-se neurótico? Para tanto, Reich acaba propondo quase uma reviravolta ontológica do homem, reaproximando-se do "mal endógeno", como coloca Albertini em *Reich: história das idéias e formulações para a educação, op. cit.*
76. Veja: P., Albertini. *Reich: história das idéias e formulações para a educação*, op. cit.
77. A., Leites. *A contratransferência...*, op. cit.

4 Discussão final

1. AFINAL, QUAL É O CARÁTER DA BIOENERGÉTICA?

Ao tratarmos do lugar da palavra na bioenergética, acabamos por dirigir o olhar também à teoria como um todo, e a levantar vários pontos que merecem discussão. Tal levantamento levou-nos a refletir acerca dos limites de atuação nos quais a bioenergética acaba esbarrando, tanto no âmbito do consultório quanto de sua inserção em outros contextos – como o institucional, por exemplo. Além disso, acabamos tecendo também alguns comentários à "tribo" corporal, apontando nesta características mais ou menos evidentes e que, decididamente, se fazem presentes no momento do encontro psicoterápico, quer seja ele puramente corporizado quer não.

Lowen pensa sua teoria a partir de uma tentativa de reaparelhar a vegetoterapia reichiana, ou melhor, torná-la mais específica em seus recursos técnicos. Porém, o mesmo pressuposto *holístico* proposto por Reich se encontra presente: a concepção de um sujeito orgânico, cujo psiquismo não é instância separada, mas, sim, indissolúvel do corpo. Por conseguinte, a neurose é entendida, na bioenergética, como um adoecimento não apenas mental, mas também físico. Tal visão, concluímos anteriormente, volta a teoria contra os procedimentos psicoterápicos só verbais, uma vez que não cuidariam, segundo Lowen, do pólo corporal das psicopatologias. Analisando-se assim, não haveria possibilidade de cura que excluísse o corpo. Essa é uma marca claramente reichiana, orientada pelo fazer médico: só existe *um único caminho correto que conduz à cura*.

"Adoecimento" é uma tônica fundamental na teoria loweniana: o homem adoece ao travar contato, ao infectar-se com a "praga socioeconômico-cultural" na qual está inserido. Nada mais reichiano do que isso. Considerações desse tipo levam à criação do "partido da natureza" (cf. Paulo Albertini), do retorno à condição primeira (pré-neurótica) do homem. Se o sujeito foi, em tempo remoto, "saudável", todo esforço acaba sendo válido para devolvê-lo a seu estado "natural". Analisando por esse prisma, os exercícios bioenergéticos podem ser tomados como uma tentativa de reversão de uma condição artificial para outra, original.

Somando-se os dois pontos de vista acima explicitados (crença na fraqueza do verbo e crença no "retorno ao natural"), poderíamos chegar a numerosas conclusões; contudo, uma delas é de singular importância: a questão do poder, já considerada na análise de *El Gozo*.[1] À medida que a bioenergética se considera a única terapêutica eficaz no combate à neurose, e que a neurose precisa, de fato, ser erradicada como uma epidemia, o terapeuta (detentor da única teoria "verdadeira") acaba – pelo menos segundo seu próprio conceito – gozando de um privilégio especial: *é mais poderoso do que os demais, e o paciente precisa acatá-lo, caso queira realmente ser curado*. Evidentemente, tal postura não é só privilégio do bioenergeticista; todo "ista" pode acabar sofrendo desse mal. Na bioenergética, todavia, isso implica asfixiar outras formas (ou tentativas) de *holismo*.

Como ser holístico sem ter de acatar integralmente os pressupostos lowenianos? Mais ainda: Como ser um terapeuta *de base* bioenergética sem ser totalmente aderido? É sabido que há terapeutas que se dizem *de base* analítica (quer gostem ou não os representantes formais da instituição psicanalítica) sem terem de ser "analistas de carteirinha". Será que você, leitor, conhece algum terapeuta *de base* bioenergética? Há os que, não tendo uma abordagem definida, aventuram-se a trabalhar, às vezes, de acordo com certas propostas lowenianas. Há, também, é verdade, os que são corporais e se utilizam de outros referenciais teóricos, optando, entretanto, por agregar algumas das técnicas bioenergéticas a seus próprios arsenais. A bioenergética, na prática, permite também variações de nível técnico, desde que sejam preservados seus pressupostos teóricos, isto é, a crença inabalável na necessidade do trabalho direto no corpo. Será que não há, em Lowen, uma tentativa de institucionalizar o holismo tornando a bioenergética sua única representante oficial?

Guggenbühl-Craig[2] mostra que qualquer terapeuta, independentemente da abordagem, pode considerar-se capaz de penetrar em todos os fenômenos da psicologia humana ligando-os a suas próprias crenças e tentando explicar a realidade a partir delas. De acordo com as concepções do autor, o analista se arrisca sempre a cindir o arquétipo do *médico ferido*, projetando a polaridade doente em seu paciente e instituindo-se do poder absoluto e irrevogável da cura. Guggenbühl-Craig acredita que o terapeuta busque seu modelo de atuação em duas outras profissões: o médico e o sacerdote, e cada uma delas tem sua própria sombra, seu "mr. Hyde". Por trás do médico há o charlatão; por trás do sacerdote, o falso profeta. A partir do momento em que se acredita que só uma teoria pode salvar o paciente de sua inescapável desgraça, adentra-se nesse terreno obscuro e perigoso da própria inconsciência. Trata-se de um comentário genérico, mas como isso ocorre na bioenergética? Vejamos logo abaixo. Antes disso, todavia, será necessário reconsiderar três peculiaridades do pensamento loweniano:

1. Apesar de relativizar a questão do "homem genital" proposto por Reich – acreditando que genitalidade não é um privilégio somente dos indivíduos saudáveis, uma vez que os neuróticos também têm vida sexual –, Lowen parece fazer pouco mais do que uma troca de terminologias. Substituir "genital" por "saudável" não implicaria deixar de buscar modelos de saúde.

2. Lowen coloca claramente em suas obras certas crenças a respeito de "como deveria ser" o desenvolvimento psicossexual saudável. Isso aparece principalmente quando o autor se refere à homossexualidade. Vale lembrar que Lowen não concorda, propriamente, com a existência de uma *fase anal* no desenvolvimento psicossexual do sujeito. O que pode ocorrer é uma *fixação anal* em função da excessiva valorização do processo de controle esfincteriano da criança pelos pais. Caso não se dê qualquer fixação ou trauma importante nesse momento específico, a atenção infantil é naturalmente desviada para a futura instalação da genitalidade. O ânus não seria, de acordo com essa ótica, uma região erógena na qual a libido pudesse simplesmente "estacionar". Falando bioenergeticamente, talvez viesse daí a idéia de homossexualidade masculina como uma "perversão

163

orgânica". Realmente, cabe pensar: Que outras "doenças psicológicas" ou, mais acertadamente, condições existenciais não acabariam igualmente sendo *corpadas* e *"patologizadas"*?

O ideal "saudável" de homem se reflete na prática bioenergética, chegando mesmo a orientá-la. Será que a bioenergética não se ata a um "ideal desencouraçado", trabalhando constantemente norteado por ele? Será que uma hipertrofia dessa concepção não pode levar à *ditadura da saúde*? Eis algo para se pensar. Um diagnóstico estruturado à maneira médica (como parece ser o caso do bioenergético) não levaria em seu interior certa "virtualidade saudável"? Quem é aceito pelo terapeuta: o paciente real, em suas possibilidades de ser, ou o futuro "homem saudável" (e qualquer outro nome que se dê), que será lapidado a partir do sofrimento que o trouxe à terapia?

Sabe-se que tanto Lowen quanto Reich possuem uma visão marcadamente médica das doenças psicoafetivas. Pode-se observar isso quando o assunto é homossexualidade. Para ambos, o homossexual é incapaz de satisfação sexual autêntica; algo afetou esse indivíduo, desviando-o do normalmente esperado. Em função disso, ele sofre *mesmo sem saber que sofre*. É como se fosse dito que seus orgasmos e sua felicidade são "de mentira".

Entendendo virtualidade no sentido aristotélico proposto por Briganti[3] em *Corpo virtual*, pode-se conceber o homem como "aquele que traz em si o 'germe da mudança', aquele que *pode mudar*", o que poderia ser facilmente distorcido para algo como "aquele que *deve mudar*". Um homossexual poderia obviamente, por exemplo, apresentar ao terapeuta outra demanda que não a homossexualidade em si. Os homossexuais lowenianos, contudo, são sempre apresentados como criaturas amarguradas e infelizes, farsas de si mesmos, como indivíduos que têm uma orientação sexual diferente da convencional (e "biologicamente incorreta"). Apresenta-se, então, uma *ditadura heterossexual* na teoria de Lowen.

Enxergar no corpo cristalizado a capacidade latente para dar o salto, surpreender-se diante do poder de regeneração da corporalidade perdida é proposição inerente a todo terapeuta bioenergético. Lowen fala em acolhimento, em aceitação do outro, como outro que é. Sua fala, porém, talvez implique mais o aceitar o "outro-doente", que se apresenta portador de determinado sofrimento, entendido a partir do corpo. Dá-nos a impressão de referir-se a um "acolhimento transpassante", que atravessa o sujeito, fixando-se na virtualidade alcançável (tocável) por meio da técnica. Como se acolhe? Acolhe-se o outro visando simplesmente o que do outro se nos apresenta ou na esperança de "fazer vir à luz" o "super-outro", o não-neurótico?

Não fica claro nos exemplos de caso se Lowen quer dizer que o homossexualismo pode ser "curado" ou se o resultado da terapia com homossexuais é, na maioria das vezes, um "heterossexual com cicatrizes homossexuais". O que quer que seja, parece tratar-se de uma visão extremamente fálica.

Ainda em relação à sexualidade, Lowen reforça a controvertida diferenciação entre orgasmo vaginal e clitoriano, por mais que todos os autores atuais da sexologia atestem não haver diferença significativa entre ambos. Há, para a bioenergética, orgasmos "corretos" e "incorretos", assim como posições sexuais "mais" ou "menos" orgásticas: o autor quase chega a afirmar que a melhor maneira de se obter um reflexo orgástico "autêntico" e completo é por meio do clássico "papai-e-mamãe".

3. Um aspecto importante a ser considerado na bioenergética diz respeito a suas construções práticas. Lowen buscou constantemente uma sistematização da ação psicoterapêutica. Reich já esboçara essa preocupação, atendo-se, de início, à técnica analítica; Lowen parece ter levado tal preocupação a um nível muito mais alto: há exercícios específicos para situações clínicas específicas. A bioenergética poderia até parecer (a observadores desatentos) com um "manual de fórmulas mágicas". Talvez isso se deva a duas características pessoais de seu próprio criador, Lowen:

- Sua atuação, durante os anos 30, como diretor de esportes em acampamentos de verão (anterior à formação médica), da qual poderia ter vindo a noção de exercício como prática e desenvolvimento "muscular" do afeto.
- Sua nacionalidade. É sabido que os americanos são pragmáticos, "mais William James do que Schopenhauer". Não é por acaso que criaram o *fast food* e a terapia comportamental. Apesar de não poder ser considerada uma terapia breve (*fast*), a bioenergética visa a resultados objetivos por meios objetivos (isto é, as técnicas). Poderia ser tecida, inclusive, uma comparação *cautelosa* entre a prática bioenergética e comportamental em suas essências: apesar de partirem de concepções diferentes de ser humano, ambas apresentam traços típicos do *american way of life*. Tecnicamente, também ambas acreditam na utilidade de dar ao paciente "lições de casa".

Voltemos, finalmente, à questão do poder na bioenergética. O pragmatismo "americano" aliado ao "partido da natureza" e à "ditadura da saúde", não dá lugar somente ao poder, ao "eu sei o que é melhor para você, pobre doente", mas pode induzir também a certa "violência psicoterápica". Entendendo-se a neurose como uma espécie de segunda natureza, uma vilã, será que não se corre o risco de um "descolamento" ou, melhor dizendo, será que não se esquece de que o paciente *também é sua neurose*? Ao atacar a neurose ou a couraça caracterológica, ataca-se também o paciente (ao menos quando se considerar que o paciente esteja *por baixo* da neurose). Nos exercícios da bioenergética e no ataque às defesas psicológicas é o paciente quem sofre e sente dor, não sua neurose. Ao pensar assim, talvez seja colocada em dúvida a convicção de que tudo vale para se vencer a "inimiga". Uma coisa seria conscientizar o paciente de sua estrutura caracterológica para que ele aprenda a melhor conviver com ela e até mesmo torná-la sua aliada; outra, seria realizar um "esfolamento" em nome da saúde. Em seu fazer guerreiro, a bioenergética tende a esquecer que a neurose não é uma roupa velha a qual se pode simplesmente retirar e colocar de lado. Igualmente, o paciente não é uma ostra a ser aberta à força para que se manifeste a "pérola" de sua dita "verdade interior".

É um axioma bioenergético dizer que a transferência necessita ser vivenciada com todo o colorido emocional possível para que seja "autêntica". Assim, os exercícios acabariam por propiciar algo mais nesse sentido do que o "falar sobre". Reich, quando era ainda um psicanalista aderido, trabalhava a transferência de forma clara, sistemática, sem a necessidade de tantas parafernálias técnicas. Mas para continuar abordando a questão do poder, não falaremos de transferência, e sim na contratransferência. Lowen pouco comenta a respeito da contratransferência; contudo, já vimos a consistente contribuição dada por Leites,[4] de onde foi tirado o conceito de *collusion* (conluio) entre o caráter do terapeuta e o do paciente. A contratransferência, para Leites, como já é sabido, trata-se de um diálogo entre caracteres que precisa ser explicitado para que a relação psicoterápica possa ser efetiva. A partir das colocações do autor, apontemos duas questões genéricas que traduzam a dinâmica do arquétipo do *médico ferido* cindido na bioenergética:

1. O trabalho corporal pode, dependendo de como for utilizado, servir de "amortecedor" dos conteúdos transferenciais e contratrans-

ferenciais com os quais o terapeuta não consegue trabalhar. Portando-se como um velho professor de ginástica, o bioenergeticista pode acabar por se colocar em posição superior: ele, adulto; o paciente, criança.

2. Na bioenergética, a contratransferência parece ocorrer de forma mais direta, pois o terapeuta se encontra mais exposto: a linguagem não-verbal tanto vale para ele quanto para o paciente. Nas abordagens corporais há um correlato contratransferencial muito importante: quando se toca o paciente, também se é tocado por ele. Isso implica, no mínimo, uma maior desproteção do terapeuta. Tocar pode ser uma perigosa faca de dois gumes. Afinal de contas, quem consegue controlar as próprias manifestações inconscientes que se expressam via corpo? Que terapeuta, por mais treinado que seja, consegue impedir que as mãos estejam suadas ou trêmulas de excitação, raiva ou medo? Se a transferência aparece corporalmente, o mesmo se dá em relação à contratransferência.

Uma outra manifestação do poder, ainda no âmbito das relações entre terapeuta e paciente, merece ser considerada. Muitas vezes, os terapeutas não-corporais escutam dos corporais críticas do tipo: "Essa foi a maneira que você encontrou para lidar com sua dificuldade de 'suportar' a intimidade com o outro (leia-se 'suportar a neurose do outro'). Alguns não suportam um contato tão direto e ficam mais no âmbito do superficial". O divã ou mesmo o trabalho não-corporal é, nessas ocasiões, interpretado como fraqueza, uma forma de o terapeuta proteger-se. É verdade que um bioenergeticista precisa ter mais "estômago" para suportar manifestações transferenciais tão diretas na clínica. Estamos diante de uma manifestação de poder não-inerente à abordagem, é bom que se ressalte. Talvez a bioenergética possa até propiciá-la com mais freqüência, mas por sorte há uma maioria de terapeutas bioenergéticos sempre atentos a essa "vaidade 'psi'", capaz de aumentar ainda mais a distância entre a polaridade "doente" e a "curadora" do arquétipo. Mas cabe aqui dar uma resposta a tal comentário que só tem a função de incrementar a rivalidade e espessar as fronteiras dentro da própria psicologia.

Não é função do terapeuta "suportar" a neurose do paciente. Quem deve suportá-la é justamente seu "dono", já que é o único a conviver tão intimamente com ela. Da mesma maneira, o trabalho psicoterápico não deve ser entendido como "arrancar tumores das tripas" do paciente e sujar-se com o sangue dele. Isso parece ainda um

167

claro reflexo do modelo médico de enfrentamento da doença, no qual o paciente é visto como um campo de manipulação técnica. O próprio fato de a bioenergética trabalhar, classicamente, com o paciente usando apenas as roupas íntimas (ou trajes de banho) é mais uma marca clássica da Ordem Médica: o doente não pode ser visto como um ser sexuado e, muitas vezes, até atraente sexualmente. De fato, essa tendência tem diminuído em função da questão do assédio sexual (nos Estados Unidos, quase uma moda); terapeutas e médicos estão sendo obrigados a repensá-la e tomar cuidados éticos para evitar processos judiciais. Mas não é curioso que, algum tempo atrás, a recusa do bioenergeticista em solicitar que seus pacientes viessem às sessões munidos de trajes de banho (ou mesmo que ficassem apenas de roupas íntimas) era interpretada por alguns supervisores como resistência ou contratransferência?...

Durante o texto, apontamos para a necessidade de se entender as críticas de Lowen à psicanálise com certas reservas. Mostramos que a *psicanálise loweniana* parte de outras premissas; pretendo agora falar um pouco a respeito delas, com o objetivo de singularizar o fazer analítico da bioenergética. Essa psicanálise da qual se apropriou Lowen busca o afeto reprimido no cerne da musculatura cronicamente tensionada. Tal afeto, desentalado pelos exercícios, é posteriormente levado às vias de análise causal para que seja descoberta sua origem. Identifica-se nesse tipo de atuação uma espécie de mitologia responsável pela gênese neurótica. A constante evocação da "primeira mágoa de amor" por Lowen parece ser uma metáfora, como se a neurose tivesse sido instaurada em função de um único ataque. Evidentemente, Lowen chama de "primeira mágoa" uma série de situações que, somadas e encadeadas, marcam o corpo e a alma do sujeito. Sabe-se lá se os pais precisam realmente "fazer algo" para que o filho se torne neurótico; mas é necessário um "início mítico", *big bang* criador da "maldição do caráter". Na teoria loweniana isso aparenta ser útil para o entendimento psicológico (e, diria, psicopatológico) da condição do paciente. É verdade que a maioria das teorias psicológicas tem seus mitos, e não é nossa intenção questionar a veracidade desse tipo de construção. Todavia, na bioenergética a mitologia imprime marcas peculiares na compreensão psicodinâmica e psicoestrutural. Ao acreditar nas "primeiras mágoas de amor" como determinantes incontestáveis da condição neurótica, Lowen acaba abrindo uma brecha em sua dura ressalva às idéias freudianas. É possível perceber que a bioenergética ainda está detida na Teoria do Trauma, algo que o próprio

Freud abandonara ao constatar que nem toda paciente que revelava ter sido molestada sexualmente pelo pai na infância realmente o fora. Por conseguinte, a crítica loweniana à psicanálise parte de uma visão congelada da teoria analítica: é como se o autor atacasse um Freud desatualizado.

Não ousaríamos afirmar que a psicanálise desconsidera o corpo. Será que não há uma ligeira confusão entre *considerar* a corporalidade e *trabalhar* diretamente nela? Não é preciso "bioenergetizar" a abordagem psicanalítica para que ela seja mais "completa". Tais afirmações lowenianas devem ser relativizadas, pois são proferidas "do lado de cá" do corpo. Provavelmente "o lado de lá" (abordagens analíticas) também tenha algo a dizer da excessiva "muscularidade" da bioenergética.

É preciso lembrar que a psicanálise passou, em sua história de vida, da catarse para a busca do desejo reprimido, e o corpo não é nem nunca foi um estranho para ela. Um exemplo é dado por Ferenczi, bastante citado por Lowen em *O corpo em terapia*, primeira obra analisada neste trabalho. Sobre a preocupação da psicanálise referente ao corpo, vale a pena a leitura do artigo de Martinez,[5] que demonstra que o olhar do analista não está excluído daquilo que denominou *universo visual*, ou seja, tudo o que faz parte do campo analítico e pode ser captado pela visão, incluindo-se: vestuário, gestual, comportamentos na sessão, maneirismos, aparência física. Pensando-se assim, o campo analítico pode ser entendido não apenas como uma rede impalpável de relações psicoafetivas ditadas pela fantasia e pelo imagético. Martinez, exemplificando, afirma que Ferenczi (uma verdadeira "vedete" entre os bioenergeticistas) considerava as roupas, o comportamento e o olhar do paciente, entre outros fatores visuais, como importantes elementos de análise. Assim, por que atestar que a psicanálise não "olha" a instância corporal? Talvez ela se preocupe menos com *corpar* o psicológico, optando por fazer o inverso: simbolizar a corporalidade. Mas não é isso também uma *abordagem corporal*?

Lowen insiste em enfatizar o "lado analítico" de sua teoria como algo que a diferencia de simples catarse. Certo, a bioenergética não é simples catarse. Mas se, por um lado, essa analítica garante a ela sua colocação entre as psicologias "européias" (calcadas na diretriz filosófica do *dasein*, da fenomenologia ou mesmo da psicanálise), por outro, o excessivo pragmatismo imposto pelas técnicas inscreve-a no *american way of life*. Daí a busca de um *status* mais "nobre".

Lowen é, em muitos momentos, extremamente reducionista em suas colocações. Seus apontamentos do tipo: "Você está se sentindo triste porque sua musculatura está tensa" podem dar aos afetos uma dimensão muito rasteira, reduzindo-os a grupos de músculos encouraçados. As emanações ontológicas da filosofia européia dão às psicologias uma ligação maior com as esferas não-apalpáveis do homem, coisa que às vezes falta na bioenergética. Lowen reduz as grandes indagações essenciais do ser humano: "Quem sou?", "O que faço aqui?", "Do que realmente necessito?", a padrões de tensão muscular. Dizer que um paciente é incapaz de amar é como dizer que os neuróticos não possuem desejos, apenas "pré-desejos", ou "pseudodesejos". Se todo contato possível ao esquizóide, por exemplo, é "pseudocontato", como disse o autor, caberia ao terapeuta "ensiná-lo a sentir e desejar"? Transformar o discurso do outro em uma série de enunciados analiticamente catalogáveis é o risco que se corre.

Será que, como afirma Lowen, não há realmente pacientes que sofram de angústia existencial ou será que todo sofrimento caracterológico não é justamente existencial por impedir possibilidades criativas das quais o sujeito não se apercebe? (Mais uma vez, seria de bom tom pedir licença aos daseinsanalistas e demais representantes das abordagens fenomenológico-existenciais para lançar uma pequena tentativa de diálogo ou aproximação teórica entre corpo, energia, caráter e existência.)

Na análise de *A espiritualidade do corpo*,[6] fizemos apontamentos acerca do texto reichiano *Cosmic superimposition*,[7] aproveitando a "deixa" dada por Lowen ao mencioná-lo. O intuito era buscar nessa reviravolta do pensamento de Reich a ponte para uma psicologia corporal não-ditatorial, na qual o paciente tivesse permissão para ser neurótico, para mentir; um lugar de continência em que a "mentira" não fosse equiparada a não ser. Mas para a bioenergética, o grande *goal* ainda é a virtualidade desencouraçada, apesar de Lowen aparentar, em suas últimas obras, maior condescendência com o drama humano. A postura de "Cavaleiro Vingador" do autor (apontada no início do livro) se refere ainda a uma visão de neurose como algo primordialmente exógeno. Um mal inerente ao homem não precisaria ser combatido com tanta violência, já que não foi adquirido. O espinho da autoconsciência cravado no interior do sujeito pode ser seu maior aliado ou seu pior inimigo, pode ampliar ou obscurecer a corporalidade. Lowen o coloca como uma característica adquirida pela evolução que marcou definitivamente a trajetória desse bípede singular, solitário entre as demais criaturas da natureza. Responder definitivamente à questão: *O que é, realmente, o ser humano?* ainda é algo distante. Nem a bioenergética, por mais que se esforce, conseguiu fazê-lo.

Quer seja inerente ao homem ou não, Lowen sabe que a neurose não pode ser completamente banida do corpo. Caso contrário, não recomendaria um programa de exercícios a seus pacientes como medida de "automonitorização" constante. Aquilo que se instalou no corpo está sempre à espreita, pronto para retornar e reclamar seus domínios novamente. Mesmo a cura loweniana não é absoluta: o paciente, depois de sua alta terapêutica, estará mais consciente de suas perturbações e da origem destas; estará também mais apto a se auto-expressar emocionalmente por meio do corpo. Mas isso não significa que estará livre de seus fantasmas infantis. A psicanálise não prega algo muito semelhante a isso? Partindo do pressuposto de não-escapabilidade da neurose, a teoria freudiana busca entender e desmitificar o sofrimento humano para que passe da condição de drama para a de infortúnio pessoal cotidiano (pequenas mazelas do dia-a-dia).

Justamente por terem claro que a cura é um vir-a-ser, nunca completo, os bioenergeticistas trabalham não só sobre os corpos de seus pacientes como também sobre os próprios corpos, libertando músculos e desentalando afetos em um ciclo (teoricamente) infindável. O que os leva a isso? O que leva Lowen, ainda hoje, a praticar seus exercícios? Provavelmente a fé no potencial humano para a felicidade, para o autodesenvolvimento. Mas se os exercícios não possibilitam a "cura definitiva", se o paciente deve "trocar" sua condição neurótica por eles, qual o sentido do fazer corporal? À primeira vista, pareceria, então, algo tão inútil quanto enxugar uma pedra de gelo. No entanto, terapeutas e pacientes bioenergéticos vivem a realizá-lo. Se tal coisa ocorre, se o processo de cura é uma estrada na qual não há chegada, só partida, em que a bioenergética se difere da psicanálise? Da mesma maneira que defende sua teoria, Lowen parece querer afirmar que nela há um final ideal líquido e certo, um desfecho previamente esperado, ao passo que na psicanálise o paciente poderia ficar anos a contar "histórias insípidas" a seu analista sem que nada de realmente "curativo" ocorresse. A questão do poder, central em nossa discussão, ressurge: Quem determina o que é "cura"? A história psicoterápica não é construída a duas mãos? Se assim é, de quem são as duas mãos: uma do paciente e outra do terapeuta ou *ambas do terapeuta*, que "esculpe" a saúde no corpo do outro?

Já que novamente abordamos a questão do poder na bioenergética, agora inscrito em outros contextos, será importante discutir pontos ligados ao âmbito institucional da "tribo corporal". Neles, iremos assinalar peculiaridades da inserção dessa abordagem em lugares outros que não exclusivamente o consultório (como me havia proposto no início deste capítulo). Além disso, constataremos possíveis resultantes clínicas que podem acabar sendo alicerçadas nas idiossincrasias bioenergéticas.

Lowen, seguindo os preceitos reichianos, diferencia dois tipos básicos de caráteres: neuróticos e genitais (ou saudáveis, como queiram). Foi o que vimos exaustivamente até aqui. Será que as teorias psicológicas não poderiam também ser compreendidas partindo-se desse referencial de saúde? De maneira geral, um neurótico é alguém preso ao contexto que originou sua neurose, reeditando vida afora seu drama. Assim, reage a diferentes situações por meio do mesmo padrão, ou seja, não percebe que a realidade externa mudou. Conseqüentemente, uma teoria psicológica de caráter neurótico seria justamente aquela que ainda está amarrada a suas premissas iniciais, incapaz de se adaptar à mudança dos tempos. Se atentarmos para a bioenergética e sua caixinha de técnicas e aparelhos, talvez refletíssemos um pouco acerca do risco que ela corre em se cristalizar e não se adaptar às novas demandas para as quais o psicoterapeuta deve estar preparado. Eis uma atitude teórica mais genital e mais reichiana, até ir de encontro à realidade, não forçar a realidade a se adequar no referencial bioenergético. Nesse sentido, é mister que os bioenergeticistas repensem suas práticas, relativizando o modelo de consultório, saindo de suas salas bem montadas e aparatando-se teórica e tecnicamente para atuações mais abrangentes, tanto de psicoprofilaxia quanto de tratamento, sem dependerem tanto dos exercícios, que podem tornar-se verdadeiros fetiches "psi".

Se a bioenergética não é tão facilmente aceita em instituições, acaba criando suas próprias. É comum que se criem "igrejas" bioenergéticas que se auto-alimentam e acabam por se fechar ao diálogo com as outras psicologias.

Devido à integração de diferentes vertentes técnicas às corporalidades, cria-se certa polifonia, em que todo recurso é aceito e adicionado ao "caldeirão corporal". Isso acaba criando uma ênfase excessiva não tanto nos aspectos teóricos da abordagem, mas a certas "personalidades" do meio. Em relação a isso, voltemos agora a um axioma loweniano: *o corpo não mente*. Nos *workshops* de bioenergética, os pacientes, também eles terapeutas, às vezes parecem "treinados a estrebuchar"; não tanto por haver necessidade de fazê-lo, mas sim por estarem diante de "medalhões" como fãs diante de seus ídolos. Nessas situações, "entrar em trabalho" é quase que uma obrigação. Seria injusto generalizar. Consideremos apenas que as "verdades do corpo" estão sujeitas a inúmeras variáveis externas, como por exemplo, a própria expectativa de ser trabalhado por alguém que o sujeito considera perfeito (idealização da figura do terapeuta). Os atores também podem transmitir emoções via corpo sem estarem emocionados de fato; as técnicas cênicas ensinam o manejo corporal para que se obtenha a chamada "fé cênica". Não pode o mesmo acontecer no contexto psicoterápico? Não pode o corpo, já que a bioenergética se preocupa tanto com verdades e mentiras, enganar o terapeuta? E mais: Por que o paciente é "culpado" por mentir?

A cultuação em torno da figura de Reich é mencionada por Lowen como um dos motivos de seu afastamento do mestre, então envolvido com as idéias orgonômicas.[8] Já levantamos duas questões acerca das críticas lowenianas a Reich. Uma delas dizia respeito à falta de isenção de Lowen para criticar seu (antes) professor e analista. Mas isso é algo passível de ocorrer em qualquer psicologia. A segunda dizia respeito à idolatria criada em torno de Reich, e denunciada por Lowen. A cultuação de líderes (ou gurus) é algo comum na psicologia. Na bioenergética é possível notar, algumas vezes, o *frisson* causado a cada vinda de um *trainee* internacional. Sem dúvida, essa admiração acaba por interferir na dinâmica transferencial, pois o poder do terapeuta é atribuído não só pelo paciente (ou bioenergeticista que será submetido a trabalho corporal), mas pelo contexto externo à terapia: há um grupo de seguidores "transferencialmente implicados" que atribuem onisciência e onipotência aos *trainees* bioenergéticos. Lowen fala em líderes e acólitos que endeusam seus líderes, mas seria mais prudente expandir essa condição a todas as institucionalizações "psi", inclusive à bioenergética que, por se colocar meio à margem, meio como alternativa às "psicologias oficiais" – mais especificamente falando, à psicanálise –, acaba por criar um movimento heterodoxo, terreno propício para o surgimento de gurus, os quais repetem a dinâmica todo-poderoso/submisso. Em outras palavras, parece que as ditas "psicologias alternativas", ao criticarem as instituições psicoterápicas estabelecidas, tornam-se também instituições, com as mesmas características e vicissitudes às quais se propuseram criticar. A importância dessa colocação jaz no fato de se criar um "contexto transferencial" que permeia certos fazeres corporais: "Se o grande 'fulano de tal' vai trabalhar minha pelve, tenho que me comportar à altura e fazer meu *show* para ser digno(a) de seu 'autógrafo bioenergético'". Eis uma contingência na qual o corpo pode, involuntariamente, mentir.

Voltamos a enfatizar a importância de não se generalizar as peculiaridades da bioenergética; mais importante é tentar mostrar como se dão as relações de poder nessa teoria. Nenhuma psicologia, por mais diretiva ou não-diretiva que seja, está livre de incorrer na *ditadura da saúde*. A bioenergética é ainda uma psicologia relativamente nova, muito centrada na figura carismática e incontestavelmente capaz de Alexander Lowen, um homem que dedicou boa parte da vida ao estudo e ao aprimoramento das idéias reichianas, que acredita estar no corpo a chave para o reencontro do homem consigo mesmo. Há muito ainda pela frente: a necessidade de se decantar os preceitos teóricos, de questionar dogmas e buscar diálogo (não só clínico como acadêmico) com outras "tribos". Os bioenergeticistas sofrem de uma espécie de solidão "psi", provocada pela grande valorização do fazer intuitivo em detrimento da análise reflexiva e autocrítica.

Lapassade,[9] mencionado no início deste livro, fala ainda acerca do conceito de entropia como um fenômeno que acontece em sistemas energéticos fechados, nos quais não há troca com o meio externo (homeostase). Tais sistemas tendem a se degradar justamente por girarem só em torno deles próprios. Que não seja a bioenergética também um exemplo disso. Felizmente, há inúmeros reichianos e neo-reichianos igualmente preocupados em permitir que as corporalidades possam expressar-se e sair do campo dos misticismos ou "semimisticismos". (Veja os acalorados encontros anuais de terapeutas reichianos que ocorrem no Sedes Sapientiae, em São Paulo, apenas para citar um exemplo. Em cada "Reich no Sedes", podemos ver mais e mais profissionais preocupados em criar pontes entre o fazer corporal e o institucional.)[10]

É fundamental que os corporalmente aderidos (principalmente reichianos e afins) possam falar às academias, abrindo as portas do "gueto entrópico", da "gruta dos feiticeiros", expondo o brado libertário de Reich. É preciso, entretanto, que não se ensurdeçam a novas possibilidades e releituras. Nesse sentido, o que há de mais precioso nas abordagens corporais é justamente a abertura para o híbrido e para a singularidade da práxis clínica. Que a teoria possa imitar o fazer cotidiano, revelando que há, na verdade, *vários caminhos para que se chegue à maior plenitude do sujeito*.

2. EM OUTRAS PALAVRAS, A PALAVRA...

Se recapitularmos brevemente as categorias de entendimento da palavra até agora consideradas, será possível propor redirecionamentos viáveis que conduzam a um outro fazer clínico, corporalmente inspirado, mas não irrevogavelmente atado ao corpo. Algumas dessas possibilidades já foram demonstradas no estudo de caso de Giovana. Cabe, para finalizar, diante das limitações, âmbitos e peculiaridades da bioenergética, aprofundá-las.

Devido justamente ao fato de a bioenergética *corpar* o discurso do paciente, acaba propiciando que a palavra ocupe lugares singulares. Um deles é a possibilidade de realizar interpretações do tipo analítico, relacionadas ao corpo e às suas dinâmicas. Lowen as chama de *interpretações bioenergéticas* – aliás, pouco explicitadas, mas sempre presentes em todas as obras. Os exemplos mais comuns são dados pelo autor em seus trabalhos com sonhos, nos quais os elementos oníricos são reduzidos à corporalidade, e o "corpo sonhado" (no nível do simbólico) é conduzido de volta ao corpo real. Essa poderia ser uma maneira de intervir corporalmente sem atuar por meio dos exercícios propostos por Lowen; só que, refletindo mais atentamente, nota-se um obstáculo: as *interpretações bioenergéticas* implicam um trabalho anterior ou futuro diretamente nas couraças. O paciente ou sonhou inspirado pela vivência de desencouraçamento ou, por meio do sonho, será realizado o fazer corporal. Pelo menos nos exemplos citados por Lowen, sempre que um paciente sonhava "corporalmente" já estava sendo trabalhado via corpo ou, no mínimo, sensibilizado para tanto. Há nisso algo a considerar: Será que o paciente bioenergético não acaba por ficar "treinado" em sonhar assim? Se conjecturarmos que uma abordagem psicológica "inspira" o paciente, criando certa formatação aos procedimentos adotados pelo terapeuta, ou mesmo que cada paciente possa (*a priori*) ser mais ou menos receptivo a determinados métodos psicoterápicos, o obstáculo em questão se relativiza, pois o contexto clínico imprimiria suas marcas. Se é viável uma clínica que "flerte" com conceitos bioenergéticos, os pacientes se ajustam, cada um a seu modo, a essa situação, o que não significa dizer que se "carimbe" determinada "grife psi" neles.

Um contrato claro e estruturado tanto explícita quanto implicitamente em relação aos procedimentos técnicos já faz com que se saiba um pouco o que esperar: um "paciente psicanalítico" deverá (cedo ou tarde) deitar-se no divã e obedecer (ou pelo menos tentar) à Regra Fundamental; um paciente "psicodramático" irá para o palco dramatizar; um paciente corporal vai sujeitar-se às corporalidades. Portanto, interpretar bioenergeticamente pode ser, sim, uma passagem do fazer corporal direto para o indireto, não somente em função de um contrato que se faça com o paciente – no qual o corpo vai, gradativamente, sendo considerado e inserido sem a necessidade de ser tocado concretamente –, mas também devido a outras peculiaridades do lugar da palavra na bioenergética, das quais me apropriei por julgar que pudessem facilitar a ponte entre o universo da fala e o da carne.

Dizer que alguém possui um ou outro caráter, por si só, pouco acrescenta; mas quando se busca a compreensão do corpo encouraçado por meio da dinâmica psicológica expressa corporalmente, importantes hipóteses podem ser formuladas a respeito dos "entupimentos" energético-afetivos presentes no paciente. A teoria caracterológica aponta prováveis áreas "entupidas" devido à ocorrência de determinadas situações vivenciais com as figuras parentais.

Se o caráter "molda" a maneira pela qual o sujeito se comporta, relaciona-se com os demais e vive – em suma, *opera no mundo* –, pode ser dada à bioenergética (bem como à própria teoria reichiana em si) uma dimensão mais fenomenológico-existencial. Colocar as metáforas do corpo no âmbito do simbólico não é bem o caminho traçado por Lowen. Pelo contrário, ele busca "corporalizar" metáforas comumente empregadas. A proposta deste trabalho é fazer o caminho contrário: devolver para o plano dos símbolos aquilo que se presentifica no corpo. Tal procedimento poderia dar condições de se atuar corporalmente no plano verbal sem que se perca o potencial "simbolizador" do sujeito.

Caráter implica certa "emblemática existencial" que deve ser conhecida pelo paciente. Se as couraças são uma condição "muscular" de existencialidade, revertê-las é reverter a existência, o que poderia, segundo considero, ser uma meta um tanto pretensiosa para um "mero" processo psicoterápico. Conhecendo as armadilhas caracterológicas nas quais freqüentemente cai, o sujeito tem a possibilidade de *fazer diferente* ou, no mínimo, ser um pouco mais condescendente com seu "timbre" neurótico. Assim, ao se reconhecer na metáfora do corpo, ao ter sua corporalidade bioenergeticamente interpretada, o paciente pode estar mais apto, não apenas para melhor desfrutar de seu corpo ("máquina de viver"), mas para *existir* mais plenamente e redistribuir sua energia em direção a fontes mais "genitais" de gratificação. Todo o trabalho caractero-analítico proposto por Reich consiste em, primeiramente, apontar a estrutura caracterológica (que se manifesta transferencialmente) tantas vezes quantas forem necessárias até que se torne egodistônica e possa, *grosso modo*, ser "vista de fora". Atuar por meio de metáforas é algo que acaba por contribuir para esse objetivo, de acordo com o que tenho observado em minha clínica. Giovana é um dos tantos exemplos nos quais esse procedimento foi realizado.

A metáfora inscrita no corpo abre espaço para um discurso existencial e também para manifestações discursivas de outra vertente, mas que são existencialmente implicadas. As *falas implícitas* que, pudemos constatar, estão presentes na musculatura cronicamente tensionada ou na postura corporal apontam igualmente para uma existencialidade caracterológica específica; o peito fechado que parece dizer: "Não vou amar", a mandíbula contraída que guarda uma fúria assassina, o olhar opaco que se desligou do mundo para fugir de horrores inimaginados, tudo isso é fala que se oculta por trás do corpo, por trás do discurso verbal bem elaborado. Conhecer as *falas implícitas* do paciente é conhecer sua história de desamores, sua solidão, seu medo. Esse postulado reforça ainda mais a premissa loweniana que separa as *falas cheias* das *falas vazias*. Mas aqui é necessário grande cuidado: se o verbo hipnotiza o terapeuta distraído, o corpo também pode fazê-lo, caso se fique surdo às palavras (por mais vazias que aparentem ser). Essa é apenas uma das maneiras de se deixar cegar pela corporalidade. Adiante assinalaremos outra.

Para Lowen, as falas "musculares" (*implícitas*) são contextualizadas e entendidas pela técnica corporal; ou seja, se há um discurso escondido no corpo, o autor busca sua explicitação via exercício, colhendo-o (ou talvez arrancando-o) diretamente da carne, e é comum que durante os trabalhos corporais Lowen solicite ao paciente que profira seus *gritos de guerra*. Dessa fala *forte*, tocada pelo corpo e pela energética, o autor não duvida. Fica a impressão, em certos momentos do texto de Lowen (principalmente nos exemplos de casos), que o terapeuta bioenergético pode adivinhar justamente do que o paciente necessita dizer em sua guerra particular contra a neurose. Não há nisso só *feeling*, intuição: é sabido, de acordo com a teoria, que todo ser humano maculado pelas couraças tem algo a falar, algo contra o qual protestar. O que Lowen faz é relacionar tais falas (bem como o sentido histórico de cada uma delas) com o caráter do paciente. É como se soubesse, em função da leitura corporal, a verdadeira necessidade de expressão verbal do paciente. Novamente aparece aqui uma provável marca da vertente existencial: a existência seria, de certa maneira, marcada por frases não-ditas, que acabam quase por determinar formas de ser-no-mundo. O termo "quase" é aqui empregado para que fujamos do determinismo loweniano, no qual o discurso neurótico implícito deforma invariavelmente o sujeito, como se não houvesse a possibilidade de um contradiscurso que permitisse a ele o salto para além da condição de sofrimento. Lowen não fala em contradiscurso. Se o faz, indiretamente, é nas circunstâncias em que quer demonstrar que o enfrentamento das adversidades presentes nas relações parentais já é neurotizante: quando ele ocorreu, já se instalou a couraça, e as possibilidades contradiscursivas migraram para o corpo. A palavra, aqui, escapa novamente.

Segundo a bioenergética, o discurso parental acaba por moldar o caráter da criança; mais especificamente, a *fala caracterológica* dos pais age sobre o psiquismo e sobre o corpo dos filhos. Há, de acordo com as considerações de Lowen, uma certa *fala de maldição*: É como se os pais, eles próprios atolados na condição de não-amor e guardando interiormente os próprios fantasmas de crianças humilhadas e amedrontadas, impusessem aos filhos um destino parecido com o que tiveram: "Você não será feliz, não poderá gozar a vida em sua plenitude, assim como também a mim isso não foi permitido". Na esfera da sexualidade, um discurso implícito poderia constelar-se assim: "Você é porca, suja. Só as putas sentem desejo. Sexo é sujeira, e eu não vou amá-la se você for suja". Obviamente, tais discursos acontecem no plano relacional, sem terem, necessariamente de ser explícitos para que marquem o corpo infantil. Se a palavra não é, sozinha, forte o bastante para combater a neurose (de acordo com Lowen), participa invariavelmente de sua gênese. Partindo-se desse pressuposto, não poderia ser considerado o exercício bioenergético também como uma tentativa simbólica de *fazer vir à tona o discurso recalcado*? Não é isso que busca o fazer psicanalítico? Mesmo que os tais "traumas lowenianos" tenham ocorrido em um período anterior ao surgimento da fala, os exemplos mostram que os pacientes, durante algum procedimento corporal, costumam se lembrar de situações ocorridas (provavelmente) em fases muito remotas de suas vidas. Se em alguns tipos caracterológicos o encouraçamento pode ter se iniciado muito antes da aquisição da linguagem (como no caso do esquizóide), como é possível ter lembrança e, mais ainda, explicitá-la verbal e racionalmente? Se isso é viável, Lowen acaba por atestar que o simbólico pode penetrar em camadas muito profundas do psiquismo, o que, arrisquemo-nos a dizer, contradiz sua afirmação acerca da ineficácia do verbo para se atingir o cerne psicoemocional do sujeito. (Uma esperança de que o inconsciente corporalizado pode, na bioenergética, também ser conhecido via símbolo? É proposta deste livro mostrar que sim, que aquilo que se embrenhou nos músculos pode ser apreendido por meio da metáfora, da alegoria e de outras artimanhas propiciadas pelo verbo.)

Outro lugar ocupado pela palavra é o discurso utilizado como tema do fazer corporal, aquilo que chamamos de *palavra-mote*. Demonstramos como o discurso inspira o trabalho corporal que, por sua vez, desvenda também o discurso. O paciente *fala*, o terapeuta mantém sua atenção flutuando na latência do discurso e do corpo. Em dado momento, a proposta de exercício pode surgir do *tema* trazido pelo paciente. O autor afirma que, muitas vezes, vai direto ao corpo, não dando maior atenção à fala. Talvez o que inspire a própria escolha dos exercícios utilizados não seja propriamente a palavra, mas a *fala caracterológica*, ou melhor, a fala concebida como manifestação de uma faceta do caráter. É como se o paciente estivesse sempre falando "por meio" de seu caráter, e o terapeuta, realizando uma escuta caractero-analítica constante. Levando-se a extremos essa atuação, teríamos, na sessão psicoterápica, um jogo de gato e rato: os ouvidos e olhos treinados do bioenergeticista perseguindo manifestações do caráter, essa estrutura fugida e dissimulada.

As sessões bioenergéticas têm freqüentemente um tema, uma pauta por trás da cotidianidade discursiva. O paciente *fala* a respeito de seu trabalho, de seus relacionamentos, de sua sexualidade e de seus afetos. Tais temáticas são comuns em qualquer abordagem psicológica. A diferença jaz no tipo de escuta imprimida pelo terapeuta, que é, antes de tudo, corporal. Uma forma de trabalhar com os *motes* sugeridos pelo discurso é propor algumas "lições de casa" (ou *exercícios existenciais*). Ou, ainda, apontar nas "situações-motes" a presença do modo operativo do paciente, iluminando-o com o objetivo de torná-lo egodistônico. Tal procedimento é semelhante à proposta caractero-analítica de Reich, com a diferença de partir de um fazer ainda mais ativo e diretivo.

Quando uma tarefa é sugerida ao paciente, o terapeuta faz algo próximo ao que faz Lowen, marcando um outro lugar da fala na teoria: a *palavra de prescrição*, que implica em propor condutas e vivências (em menor grau) e exercícios bioenergéticos (mais freqüentemente) a serem realizados fora da terapia. Lowen acredita que o paciente deve exercitar-se em casa; mais do que isso, é fundamental que o faça *na vida*, uma vez que a existência precede a corporalidade loweniana. Ao considerar o corpo como um aparelho (outra vez a "máquina de viver"), corre-se o risco de cair em um mecanicismo, deixando-se de lado as sutilezas da imponderável cadeia de acontecimentos dentro da qual estamos imersos. Talvez os animais vivam em um mundo muito mais sensorial e objetivo do que o homem, o "bicho que pensa e fala".

A palavra, impalpável por natureza, pode construir, destruir ou transformar a existência: o discurso que o sujeito dirige a si próprio ou a outrem tem em potência o fazer-acontecer, que se dá na dimensão do falar-acontecer, daí a crença na magia das palavras quando ditas de determinados modos e em determinados contextos. Um desses contextos é, obviamente, o psicoterápico, capaz de propiciar transmutações na realidade do ser que sofre, pois cria nele a ambiência para um *redizer a si mesmo*. Essa mudança discursiva não implica só adquirir novas atitudes e comportamentos, mas também recriar a si próprio a partir de antigas experiências ressignificadas pelo verbo. *Grossíssimo modo*, para Lowen o "corpo consertado" pela bioenergética permite ressignificações na vida. Mas é possível também que saúde emocional seja alcançada pelo caminho inverso: *ressignificando-se a vida, ressignifica-se o corpo.*

As considerações tecidas no decorrer deste livro nos permitem agora situar a palavra na teoria loweniana e, mais do que isso, apontam nela outras possibilidades de lugar. Na medida em que se realiza uma "inversão bioenergética", percorrendo o lado oposto da estrada corpo-verbo, não se pode considerar tal atuação como algo bioenergeticamente "puro" e integral.

Para que se possa trabalhar verbalmente e orientado pela caracterologia, é preciso uma certa desadesão, um trilhar paralelo e, diríamos até, marginal à "Bioinstituição", pois poderia parecer uma contradição considerar a existência de um caráter corporalmente edificado, acreditar na existência de couraças musculares e, simplesmente, não trabalhar com elas. Andar ao lado do rio em vez de dentro dele, eis a proposta. Para tanto, realizamos uma leitura fenomenológico-existencial do Reich caractero-analítico, temperada com algumas "pitadas" de biopsicotipologia e diretividade lowenianas. Nessa prática peculiar há espaço para um universo técnico não-restritivo e criativo, matizado pela compreensão clara das dinâmicas e das estruturas psicológicas caracterologicamente balizadas.

O modelo "hidráulico" proposto por Reich foi chamado aqui de "mapa da mina". Certamente, é um mapa, que aponta para o universal na singularidade de cada paciente. Mas um mapa é apenas bidimensional. No momento do encontro psicoterápico estão presentes muitas outras dimensões: o afeto, a profundidade dada pela busca de sentidos e porquês (mesmo que provisórios) e o tempo, fluxo de todas as coisas. É claro que um mapa pode assinalar a melhor rota a seguir, contudo não transmite a sensação de percorrer trilhas, de enfrentar as feras ocultas pela noite interior, nem tampouco revela a alegria de chegar ao objetivo que às vezes se torna outro durante a viagem.

E foi durante minhas viagens no consultório que encontrei uma maneira de trabalhar com os pacientes apoiando-me basicamente em duas possibilidades:

I. A análise das resistências (de acordo com a técnica proposta inicialmente por Reich em *Análise do caráter*).[11]

II. Utilizar algum tipo de atividade física adequado ao perfil caracterológico do paciente (entendido como uma inter-relação dinâmica de traços, não como uma estrutura-estanque e congelada) ou ainda sugerir-lhe tarefas cotidianas ("lições de casa") a serem realizadas durante a semana. Esse tipo de procedimento pode ser percebido no relato de caso, quando dava a Giovana algumas tarefas (do tipo: aproximar-se dos rapazes e visitar apartamentos pelos quais se interessara, por exemplo) que considerei terapêuticas ou por se tratar de "exercícios existenciais" (em que a paciente teria oportunidade de "treinar" certas dificuldades), ou por implicarem um trabalho de auto-observação e de autoconscientização. De qualquer forma, aplico essa técnica sempre sob uma ótica caractero-analítica existencial: orientada pelo diagnóstico caracterológico e atravessada pela tentativa constante de compreender o indivíduo *real* presente em minha frente, com sua história particular de vida, suas inserções no mundo, sua maneira única de ser.

III. Notei que, na clínica, não estou atento somente ao conteúdo latente por trás do discurso de meus pacientes, mas pelo próprio discurso, pelas "historinhas de vida" que surgiam nas sessões. Continuo ouvindo e vendo a fala do corpo, buscando os traços de caráter na postura, no tônus muscular, na maneira de olhar, na respiração e nas atitudes cotidianas relatadas ou vividas na relação transferencial, um *modus operandi* existencial que, por ser formação caracterológica, fora útil como defesa contra as ameaças internas e externas, mas impedia o agir, o pensar e o sentir criativos, desencouraçados.

IV. A tipologia de Lowen tem sido realmente de grande ajuda para que eu possa buscar em meus pacientes a ruptura do fio, a pedra no caminho que cristaliza a forma de ser no mundo, evidenciada a cada instante tanto na vida quanto na relação transferencial (espelho da vida). Pelo que tenho constatado, algo realmente importante em psicoterapia é propiciar ao outro a possibilidade de aprender a lidar melhor com suas emoções e identificar situações reais na vida em que seja necessário "fazer diferente do que vem sendo feito" para abandonar posições de estagnação e sofrimento, buscando-se novas opções vitais mais pulsantes e criativas. Criatividade pode advir do reconhecimento da dor.

O resto é a magia do encontro, diálogo entre dois seres que pulsam e se comunicam por meio do verbo e da plasticidade do orgânico. É vida que se descortina com suas infinitas possibilidades e surpresas a cada esquina, diante de nossos divãs atônitos.

Falamos a pouco sobre ressignificação. No poema inicial de estudo de caso, mencionei que Giovana pôde, finalmente, olhar para seu corpo como se fosse um troféu, cujas cicatrizes indicavam sua existência, sua história. Por que não ressignificar também o trabalho feito com ela? Bom pretexto para outro poema. Afinal de contas, Lowen, como pudemos ver, utilizou em duas de suas obras[12] a analogia na qual um poeta é guiado por outro em sua descida ao inferno. Se este livro se inicia e se encerra com poemas é porque acredito que o fazer psicoterápico pode assim voltar a ser concebido como artesanal e artístico, não como mera produção técnica a ser repetida em "escala industrial".

3. GIOVANA, 24 ANOS
(E ALGUNS OUTROS DEPOIS)

Se Giovana voltasse,
   se novamente entrasse em minha sala, tímida,
   ávida e cautelosa, tentaria simplesmente ouvi-la.
Deixaria porta afora minha valise
   de técnicas, e mágicas, e truques, e tiques da profissão.
Buscaria ser menos ação e mais coração;
   menos dedo na ferida, mais mãos limpas e estendidas.
Certamente, trataria de lhe auscultar o corpo
   mal-amado e abandonado, sede dos grilhões de uma alma
urgente.
Entre caminhos velhacos (velhos conhecidos)
   e portas fechadas, seguiria em frente, desarmado,
   pronto para brincar de homem-pai.
Deixaria que essa mulher-semente, algumas vezes,
   levasse no caderno um pouco de si mesma, a possibilidade
   do diário íntimo e cotidiano: viver-se, vir-se a ser,
   experimentar-se.
Ela, aluna e professora; eu, gari silencioso, limpando a bagunça
   de fatos estilhaçados e esparramados no vácuo do coração
   exilado.
Ela, abertura e pavor; eu, poeta e cientista louco, um pouco
   cínico, outro pouco cênico (e obsceno) a assanhar-lhe
   o ventre do desejo para, finalmente, entregá-la ao vôo.
E que voasse leve rumo ao sul, ao norte ou à própria sorte,
   carregando a si mesma (já que somente isso nos permite a vida).

Notas

1. A., Lowen. *El gozo, op. cit.*
2. A., Guggenbühl-Graig. *O abuso do poder na psicoterapia e na medicina, serviço social, sacerdócio e magistério.* Rio de Janeiro, Achiamé, 1978.
3. C. R., Briganti. *Corpo virtual, op. cit.*
4. A., Leites. *Contratransferência..., op. cit.*
5. C. B., Martinez. O universo visual no trabalho clínico da psicanálise em Freud, Ferenczi e Reich. *Encontro.* Santo André, Depto. de Psicologia da Faculdade Senador Fláquer, nov. de 1993, nº 3, ano 3.

6. A., Lowen. *A espiritualidade do corpo*, *op. cit.*
7. W., Reich. *Cosmic superimposition*, *op. cit.*
8. Veja minha análise de *El gozo*, *op. cit.*
9. Em *La bio-energia...*, *op. cit.*
10. Tivemos em São Paulo, em 1997, por ocasião da comemoração de cem anos de nascimento de Reich, um congresso organizado pelo terapeuta e escritor Cláudio Mello Wagner, no qual constatamos o quanto os neo-reichianos de todo o Brasil encontram-se engajados na tarefa de repensar as práticas "psicorporias" – para usar um termo do próprio Wagner.
11. W., Reich. *Análisis del carácter* (1953). 6ª ed. Buenos Aires, Paidós, 1978, Parte I.
12. A., Lowen. *A espiritualidade do corpo* e *El gozo*, *op. cit.*

Referências bibliográficas

ALBERTINI, P. *Reich: história das idéias e formulações para a educação*. São Paulo, Ágora, 1994.

ANGERAMI-CAMON, V. A. O psicólogo no hospital. *In:* V. A. A. Camon (org.). *Psicologia hospitalar: teoria e prática*. São Paulo, Pioneira, 1994.

BOSS, M. *Na noite passada eu sonhei...* 3ª ed. São Paulo, Summus, 1979.

BRIGANTI, C. R. *Corpo virtual*. São Paulo, Summus, 1987.

DADOUN, R. *Cem flores para W. Reich*. São Paulo, Moraes, 1991.

FREUD, S. (1930 [1929]). O mal-estar da civilização. *In: Sigmund Freud. Obras Completas*. Edição Standard Brasileira, Rio de Janeiro, Imago, 1980, v. XXI.

GAIARSA, A. *O que é angústia*. São Paulo, Brasiliense, 1994.

_____. Física e psicologia. *Revista Reichiana*. São Paulo, 2: 61-71, 1993.

GUGGENBÜHL-CRAIG. *O abuso do poder na psicoterapia e na medicina, serviço social, sacerdócio e magistério*. Rio de Janeiro, Achiamé, 1978.

HUXLEY, A. *The perennial philosophy*. Nova York, Harper & Row, 1945.

KAPLAN, H. S. *A nova terapia do sexo*. Rio de Janeiro, Nova Fronteira, 1977.

KNOBEL, M. *Psicoterapia breve*. 2ª ed. São Paulo, EPU, 1986.

LAPASSADE, G. *La bio-energia: ensayo sobre la obra de W. Reich*. 5ª ed. Espanha/México, Gedisa, 1983.

LEITES, A. *Contratransferência: uma abordagem caracterológica*. Nova York, Institute For New Age Of Man, 1976.

LOWEN, A. *O corpo em terapia*. 2ª ed. São Paulo, Summus, 1977.

_____. *O corpo traído*. 5ª ed. São Paulo, Summus, 1979.

_____. *Bioenergética*. 4ª ed. São Paulo, Summus, 1982.

_____. *O corpo em depressão*. 5ª ed. São Paulo, Summus, 1983.

_____. *Narcisismo*. São Paulo, Cultrix, 1985.

LOWEN, A. *Prazer*. 2ª ed. São Paulo, Círculo do Livro (Cedido pela Summus, 1986. Publicado originalmente em 1984).
_____. *Medo da vida*. 4ª ed. São Paulo, Summus, 1986.
_____. *Amor e orgasmo*. 2ª ed. São Paulo, Summus, 1988.
_____. *Amor, sexo e seu coração*. 2ª ed. São Paulo, Summus, 1990.
_____. *A espiritualidade do corpo*. 2ª ed. São Paulo, Cultrix, 1993.
_____. *El gozo: La entrega al cuerpo y a los sentimentos*. Buenos Aires, Era Nasciente, 1994.
LOWEN, A. e LOWEN, L. *Exercícios de bioenergética*. 5ª ed. São Paulo, Ágora, 1985.
LYNCH, J. *The broken heart*. Nova York, Basic Books, 1977.
MARTINEZ, C. B. O universo visual no trabalho clínico da psicanálise em Freud, Ferenczi e Reich. *Encontro*. Santo André, Depto. de Psicologia da Faculdade Senador Fláquer: 3 (3), nov. de 1993.
MASTER, W. H. e JOHNSON, V. E. *A conduta sexual humana*. Rio de Janeiro, Civilização Brasileira, 1976.
REGO, R. *Conceitos de bioenergia*, apostila, s.d.
_____. *Ether, god and devil and cosmic superimposition*. Nova York, Farrar Straus and Giroux, 1973.
REICH, W. *A função do orgasmo*. 15ª ed. São Paulo, Brasiliense, 1975.
_____. *Analisis del carácter*. 6ª ed. Buenos Aires, Paidós, 1978.
_____. *A revolução sexual*. 2ª ed. Rio de Janeiro, Zahar, 1981.
RODRIGUÉ, E. *O paciente das 50.000 horas*. Rio de Janeiro, Imago, 1979.
WAGNER, C. M. *Freud e Reich: continuidade ou ruptura?* São Paulo, Summus, 1996.
WINNICOTT, D. W. *O ambiente e os processos de maturação*. 3ª ed. Porto Alegre, Artes Médicas, 1990.
WOLF, S. e GOODELL, H. *Behavioral science medicine*. Springfield III, 1926, p. 79.

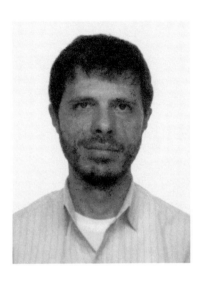

Marcos Alberto Taddeo Cipullo

Formou-se em psicologia pela Universidade São Marcos, em 1987; e especializou-se em psicoterapia reichiana no Instituto Sedes Sapientiae e em psicologia hospitalar no Hospital das Clínicas da Faculdade de Medicina da Universidade de São Paulo (USP).

Defendeu sua dissertação de mestrado em 1996 e é doutorando na Pontifícia Universidade Católica de São Paulo (PUC-SP), no programa de pós-graduação em práticas clínicas.

Há vários anos atua como professor e supervisor do curso de psicologia da Universidade Paulista (UNIP) e da Universidade Braz Cubas (UBC).

Leia Também

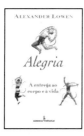

ALEGRIA
A entrega ao corpo e à vida
Alexander Lowen

Este livro é o ápice do trabalho de Lowen. O fundador da Bioenergética revela aqui como é possível recuperar um estado natural de alegria em relação à vida, por meio de exercícios capazes que revitalizam o corpo e liberam a energia de sentimentos reprimidos. Um belíssimo guia de transformação pessoal. REF. 10594.

AMOR E ORGASMO
Alexander Lowen

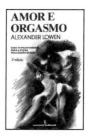

Neste livro, Lowen explica que o mistério do amor está no ato sexual. Enfatizando a interação entre a personalidade e a função sexual, mostra que a satisfação no amor sexual pode ser alcançada pelo indivíduo que está em contato com seu corpo e com seus sentimentos. REF. 10329.

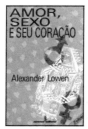

AMOR, SEXO E SEU CORAÇÃO
Alexander Lowen

A relação entre o amor e o coração é mais do que simbólica, é real. Emoções reprimidas, conflitos sexuais não resolvidos, bem como mágoas psíquicas profundas podem enrijecer o peito e formar uma couraça. Assim, a energia emocional aprisionada pode literalmente contrair o coração. Lowen esboça sua tese revolucionária mediante impressionantes casos verídicos, aplicando os princípios de Reich e analisando os efeitos do trauma emocional sobre o corpo. O livro demonstra como é possível proteger o coração e, ao mesmo tempo, alcançar uma vida amorosa pacífica e gratificante. REF. 10053.

MEDO DA VIDA
Caminhos da realização pessoal pela vitória sobre o medo
Alexander Lowen

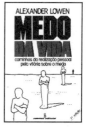

Neste livro Lowen reflete sobre o que representa o viver e o morrer, e como impedir que sejamos consumidos pelo medo de amar (e sermos amados), de nossas incertezas e fracassos e, principalmente, de sermos nós mesmos. Aponta o caminho para descargas de inibições emocionais e sexuais e para a satisfação da pessoa total que realmente somos. REF. 10257.

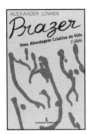

PRAZER
Uma abordagem criativa da vida
Alexander Lowen

O prazer é uma expressão corporal, que se mede pela capacidade de auto-expressão criativa. Quando há conflito entre a busca do prazer e a do poder, surgem tensões. Com exercícios bioenergéticos encontramos um caminho para sair do dilema, fazendo com que o corpo reconquiste sua liberdade e espontaneidade, liberando prazer e criatividade. REF. 10174.

BIOENERGÉTICA
Alexander Lowen

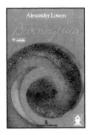

A Bioenergética é uma técnica terapêutica que ajuda o indivíduo a reencontrar-se com o seu corpo e a tirar o mais alto grau de proveito possível da vida que há nele. Inclui as mais elementares funções básicas como a respiração, o movimento, o sentimento e a auto-expressão, até chegar à sexualidade. REF. 10141.

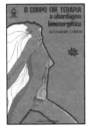

O CORPO EM TERAPIA
A abordagem bioenergética
Alexander Lowen

Neste livro, Lowen expõe os fundamentos da Bioenergética. Discípulo de Reich, retoma e expande as formas pelas quais o desenvolvimento do homem é tolhido pela estruturação errônea de hábitos mentais e motores. Pontilhado de exemplos clínicos, esclarece e torna concreta a teoria bioenergética. REF. 10100.

O CORPO EM DEPRESSÃO
As bases biológicas de fé e de realidade
Alexander Lowen

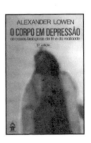

Muitas vezes procuramos explicações para nossos problemas, esquecendo que o contato com o nosso corpo nos fundamenta e é um elo essencial com nós mesmos. A Bioenergética nos ajuda a restabelecer nosso equilíbrio interior, pois suas bases biológicas e seus exercícios possibilitam a integração do indivíduo. REF. 10154.

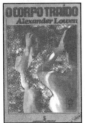

O CORPO TRAÍDO
Alexander Lowen

Nesse livro, Lowen dedica-se a estudar pessoas que negam as experiências, necessidades e sentimentos reais de seus próprios corpos. Através de uma minuciosa análise, que inclui numerosos estudos de casos, o autor aborda o complexo problema da esquizofrenia, da negação do nosso próprio corpo, mostrando como chegarmos a uma plena e gratificante união corpo-mente. REF. 10033.

────────── dobre aqui ──────────

> ISR 40-2146/83
> UP AC CENTRAL
> DR/São Paulo

CARTA RESPOSTA
NÃO É NECESSÁRIO SELAR

O selo será pago por

summus editorial

05999-999 São Paulo-SP

────────── dobre aqui ──────────

FALANDO DO CORPO

summus editorial
CADASTRO PARA MALA-DIRETA

Recorte ou reproduza esta ficha de cadastro, envie completamente preenchida por correio ou fax, e receba informações atualizadas sobre nossos livros.

Nome: _____ Empresa: _____
Endereço: ☐ Res. ☐ Coml. _____ Bairro: _____
CEP: _____ - _____ Cidade: _____ Estado: _____ Tel.: ( ) _____
Fax: ( ) _____ E-mail: _____
Profissão: _____ Professor? ☐ Sim ☐ Não Disciplina: _____ Data de nascimento: _____

1. Você compra livros:
☐ Livrarias ☐ Feiras
☐ Telefone ☐ Correios
☐ Internet ☐ Outros. Especificar: _____

2. Onde você comprou este livro? _____

3. Você busca informações para adquirir livros:
☐ Jornais ☐ Amigos
☐ Revistas ☐ Internet
☐ Professores ☐ Outros. Especificar: _____

4. Áreas de interesse:
☐ Educação ☐ Administração, RH
☐ Psicologia ☐ Comunicação
☐ Corpo, Movimento, Saúde ☐ Literatura, Poesia, Ensaios
☐ Comportamento ☐ Viagens, *Hobby*, Lazer
☐ PNL (Programação Neurolingüística)

5. Nestas áreas, alguma sugestão para novos títulos? _____

6. Gostaria de receber o catálogo da editora? ☐ Sim ☐ Não

7. Gostaria de receber o Informativo Summus? ☐ Sim ☐ Não

Indique um amigo que gostaria de receber a nossa mala-direta

Nome: _____ Empresa: _____
Endereço: ☐ Res. ☐ Coml. _____ Bairro: _____
CEP: _____ - _____ Cidade: _____ Estado: _____ Tel.: ( ) _____
Fax: ( ) _____ E-mail: _____
Profissão: _____ Professor? ☐ Sim ☐ Não Disciplina: _____ Data de nascimento: _____

summus editorial
Rua Itapicuru, 613 – cj. 72 05006-000 São Paulo - SP Brasil Tel.: (11) 3865 9890 Fax: (11) 3872 7476
Internet: http://www.summus.com.br   e-mail: summus@summus.com.br

recorte aqui

cole aqui